薬剤師のための

医療情報検索テクニック

青島周一　児島悠史　著

　日々の生活において、僕たちは常に何らかの情報と関わりを持っています。テレビをつければ、そこには天気予報に関する情報が、スマートフォンやパソコンでインターネットブラウザを立ち上げれば、様々なニュース情報が、Twitter や Instagram のようなソーシャル・ネットワーキング・サービスにログインすれば、関心を引かれるものから、そうでないものまで、膨大な情報に満ちています。

　情報とは、「判断や行動するために必要な知識」という意味を含んだ言葉であり、文字通り「知識」と密接な関係を持っています。例えば、「知識」を整理してまとめたものは、1つの「情報」を形作ることでしょう。他方で、「情報」から切り出された信念を「知識」と呼ぶこともできそうです。体系的な「知識」が「情報」を生み出し、「情報」を経験や関心から解釈することで「知識」を得ることができます。人の知的営み、文化的な生活を支えているものは知識であり、また情報そのものだと言えるかもしれません。

　医師に対する処方提案や疑義照会、患者さんに対する服薬説明やOTC医薬品の販売など、薬剤師による臨床判断の妥当性を支えているのは、高度な専門的知識と質の高い医療情報です。とはいえ、質の高い医療情報をどのように収集すれば良いのか、思い悩んでしまうことも少なくないでしょう。また、情報を収集することができても、その内容を偏りなく解釈することは決して容易な事ではありません。

　効率よく情報を収集するためには、どんな情報を、どのように収集するか、また、得た情報を偏りなく知識化するためにはどのような視点で情報と向き合う必要があるのでしょうか。本書では、情報収集のノウハウと、得た情報との向き合い方について、事例を交えながらその一端を紹介しました。情報の解釈の仕方に正解はありません。しかし、正解がないからこそ、継続的に情報を収集していく作業が大切なのです。継続的に情報と向き合う中で、一つの関心にとらわれない知識のあり様が見えてくることでしょう。本書がその一助となりましたら幸いです。

（青島周一）

私が薬剤師として現場に立って最初に困ったのは、「何を勉強したら良いのか分からない」ということでした。たくさんある薬の薬効分類や適応症、用法用量、禁忌の内容を覚えるだけでも大変ですが、果たしてそれを覚えれば薬剤師として十分に活躍できるのか。もし十分でないとしたら、その先はどんな勉強をすれば良いのか。世の中の先輩薬剤師たちは、どんな資料を使って情報収集しているのか、その資料を読む上でどんな事に気をつければ良いのか、それが全く分からなかったからです。

　そこで本書では、同じ苦労をしてしまう後輩を少しでも減らせるよう、「情報収集」に関して自分がつまずいた地点を中心に、よくあるつまずきポイントの解説を行いました。具体的には、まず薬剤師が手に取る「添付文書」をスタート地点に、情報をそれだけに頼っているとどんな落とし穴があるのか、どんな不利益を患者さんに与えてしまうことになるのかを示しながら、「インタビューフォーム」や「ガイドライン」、「医学論文」へと1つずつ情報収集のツールを広げていけるように、それぞれの情報源の特徴や弱点がわかる特徴的な事例を紹介しました。

　また、こうした情報を得る方法だけでなく、得た情報を現場でどうやって活用すれば良いのか、薬剤師からの「情報の伝え方」の注意点や、そもそも現場でどうやって勉強の種を見つけるのかといった点についても、ストーリーの中に盛り込みました。

　薬剤師の勉強方法に、これと決まった正解はありません。しかし、だからといって全てを手探りで学んでいくのは、あまりに負担が大きく非効率的です。本書が、勉強方法に困っている薬剤師に1つの道筋を示せるものになれたら良いなと願っています。

（児島悠史）

Contents

医療情報検索テクニック　　　基礎編

1 ｜ 情報検索の大切さ

「コデインリン酸塩」の小児投与リスク、いつから知ってた？ ... 10

2 ｜ 添付文書の活用

　　　患者さんからの質問

この睡眠薬（エスゾピクロン）は、飲んだらすぐ効くの？ ... 18

3 ｜ インタビューフォームの活用 ①

　　　医師からの質問

妊娠希望の患者さん、「ロラタジン」継続は選択肢になる？ ... 26

4 ｜ インタビューフォームの活用 ②

　　　患者さんからの質問

私に出された睡眠薬、飲む量が夫より少ないのはなぜ？ ... 36

5 ｜ 診療ガイドラインの活用 ①

　　　エイコの疑問

片頭痛の頓服薬、1カ月何回以上は使い過ぎ？ ... 44

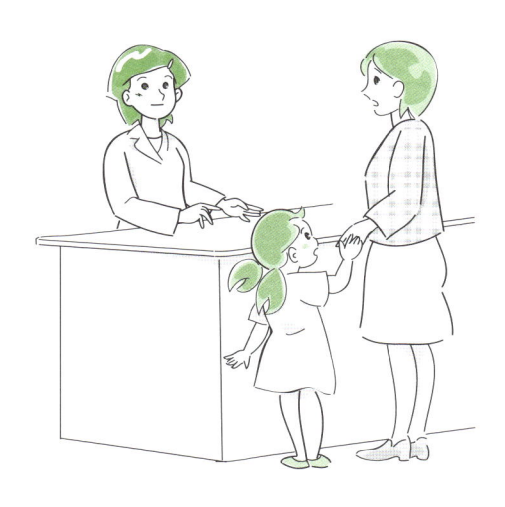

Column

● 本書の使い方

　本書は、新人薬剤師のエイコが、薬局長を務めるヨシオ先輩の指導のもと、医療情報の検索と活用方法を学んでいく構成になっています。最初は添付文書から、それで足りない部分を調べるためにインタビューフォームや診療ガイドライン、医学論文（主に PubMed 検索）へと検索ツールを広げていく内容になっているので、項目 1 から順に読み進められることをお勧めします。それぞれの項目は、エイコが日々の薬剤師業務の中で見つけた疑問解決のため情報検索に奮闘する「会話パート」と、その項目のポイントをおさらいする「解説パート」に分かれています。

　なお、本書に掲載した添付文書、インタビューフォーム、PubMed などの検索画面は、2018 〜 2019 年にキャプチャしたものです。データベースのアップデートなどにより、読者の皆様が検索された結果と異なる場合があることをご了承ください。

● 登場人物紹介

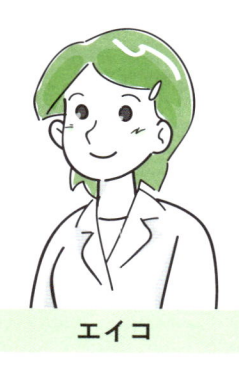

エイコ

今年、薬局に配属になった新人薬剤師。医療情報検索の大切さに気付き、ヨシオ先輩のもとで一歩ずつテクニックを学んでいく。

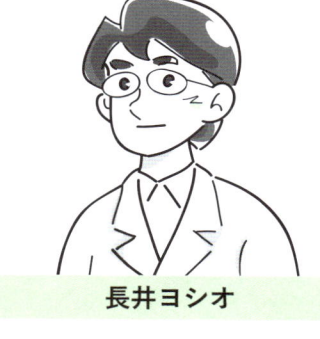

長井ヨシオ

エイコが務め始めた薬局で薬局長を務めている 15 年目の中堅薬剤師。EBM を実践しており、医療情報検索に長けている。

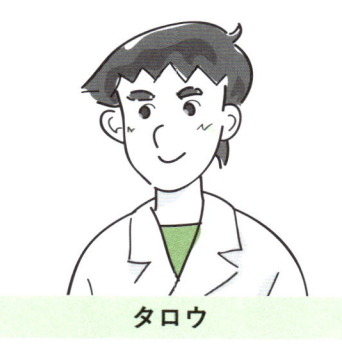

タロウ

エイコの 1 年先輩の薬剤師。ヨシオ先輩の指導を受けて医療情報検索テクニックを修得。日常の薬剤師業務に生かしている。

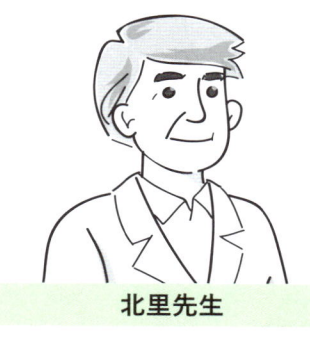

北里先生

近隣にある北里クリニックの院長。ヨシオの薬局と連携して EBM を実践する医師。ヨシオへの信頼は厚く、エイコとタロウの成長にも期待している。

医療情報
検索テクニック
基礎編

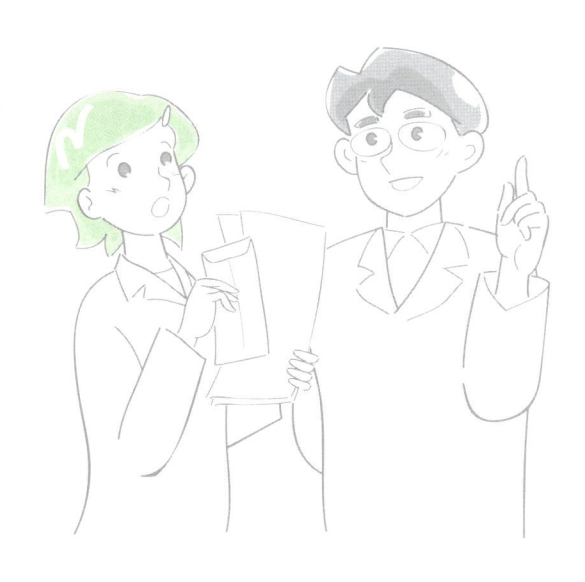

「コデインリン酸塩」の小児投与リスク、いつから知ってた？

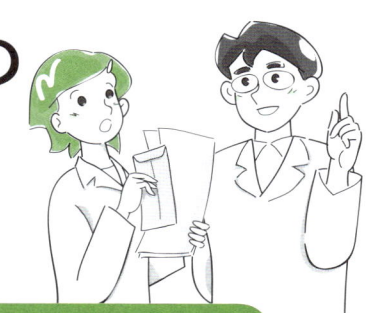

患者さんの人生も左右する薬剤師の「情報検索力」

POINT エイコは1年目の新人薬剤師。今年から、街の薬局で働き始めました。ある日、添付文書改訂のお知らせが薬局に届いたのですが、薬局長を務めるヨシオ先輩は10年ほども前からリスク対応を進めていたことを知ってびっくり。積極的に医療情報を入手することの大切さを知り、自分もヨシオ先輩のような情報検索の達人になりたいと強く思います。添付文書、インタビューフォーム、診療ガイドライン、和文・英文論文、国内外の Web サイトなど──。本書を通じてエイコと一緒に一歩ずつ、医療情報の検索・活用テクニックを学んでいきましょう！

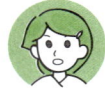

エイコ なになに… コデイン類（例：コデインリン酸塩水和物、ジヒドロコデインリン酸塩）は12歳未満には投与しないこと、重篤な呼吸抑制を起こす恐れがあるから…か。なるほど、OTC にもよく使われている成分だし、これは覚えておかないと。メモしておこう。

エイコさん、勉強熱心だね。何か気になることでもあった？

ヨシオ先輩

あ、ヨシオ先輩。今、PMDA（医薬品医療機器総合機構）から添付文書改訂の通知が来たんです。咳止め薬のコデイン類が2019年1月から、12歳未満に対して禁忌になるそうです。

そういえば今年からだったか。CYP2D6の活性が高い人は「コデイン」から「モルヒネ」への代謝速度が速く、呼吸抑制を起こすリスクが高い。事故防止の観点からいよいよ日本でも、小児への投与が禁忌になるんだね。

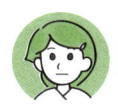

あれっ、この通知、私がさっき開封したんですよ。なぜ内容を知っているんですか?

厚生労働省が禁忌とすることを決めたのは2017年6月だったんだ。まず、「12歳未満の小児には投与しないこと」を「重要な基本的注意」に追記して、2019年までの1年半を経過措置期間とすることを都道府県や医師会、薬剤師会などに通知していた。うちの薬局にも、薬剤師会から連絡が来ていたよ。

なるほど、それで2017年頃から対応していたんですね。

いや。実は、うちの薬局ではそれよりずっと前、2010年頃から、小児の患者さんにはコデイン類をほとんど投薬していない。病院やクリニックの処方医と連携してね。

えっ、2010年頃、そんなに前からですか?

小児への使用について、警告が発せられた時期は国・地域によって異なるんだ。カナダでは2013年、英国では2010年には出ていたし、リスク自体はさらにもっと前の2000年代後半から指摘されていたんだよ。

そんな経緯があったんですか。

そう。日本人には遺伝的にCYP2D6の活性が高い人は少なくて、これまで死亡例も出ていなかった。だから当時はあまり問題視されていなかったんだけど、僕は楽観視はできないと思ったんだ。だから小児にコデイン類が処方されていた場合には処方医に情報提供をして、変更を提案してきた。他に選択肢もあるし、特にコデイン類でなければならない理由はなかったからね。

すごい、リスク対応を10年近く先取りしていたんですね。でも、先輩みたいに添付文書が改訂されるずっと前から情報を得ていれば対応できますけど、そうでなければ小児患者さんに良かれと思ってコデイン類を調剤したり、OTCを薦めたりしていたかもしれないってことですよね？どんな薬剤師に対応してもらうかで、全然違いますね…。

そうだね、責任重大だよね。だから薬剤師は、医療情報・薬剤情報の検索・活用のプロフェッショナルでなくちゃいけないって思うんだ。古い常識や思い込み、経験則なんかで判断していると、思わぬところにリスクが潜んでいるからね。

なるほど。でも、先輩、10年ほども前にその情報をどうやって知ったんですか？海外の学会に行って聞いてきたとか？

いやいや、インターネットを活用すれば、情報収集は薬局や自宅でも十分にできる。ちょっとしたコツさえつかめば、いろいろな情報が調べられるようになるよ。

えっ、そうなんですか？　私にもできるでしょうか？

もちろん。これから毎日の薬局業務を通じて、一緒に一歩ずつ、情報の検索・活用法をマスターして行こう。

はい、よろしくお願いします！

添付文書改訂より早く、医療情報を入手する

　麻薬性鎮咳薬のコデイン類は、代謝酵素 CYP2D6 の作用によって一部が「モルヒネ」に代謝されて作用します[1]。そのため、身体の小さな子どもや、遺伝的にこの代謝が極めて速く進む人（※ CYP2D6 の Ultrarapid Metabolizer）では、「モルヒネ」の血中濃度が高くなり、中毒を起こすリスクが高まります[2]。実際、海外ではコデイン類の服用による死亡例の大部分が 12 歳未満であったことも報告されています[3]。

　こうした背景のもと、日本でもコデイン類を 12 歳未満へ使用しないよう、2017 年には添付文書の「重要な基本的注意」の項目に追記され、2019 年からは「禁忌」とされました。しかしこの知見は 2000 年代後半から既に報告されており、英国では 2010 年、カナダでは 2013 年に、使用を制限するよう警告が出されていました 表1。

　つまり、薬剤師が広く情報収集し、論文報告や海外での対応を知って対応していたならば、日本でも添付文書が改訂されるよりもずっと前から、リスクを避けた対応ができていたかもしれない、ということです。事実、日本でも、0〜9 歳の女児が「ジヒドロコデインリン酸」を含む総合感冒薬を服用した結果、オピオイド中毒を起こし、高次脳機

表1　コデイン類に関する各国の警告の時期

発表日	国	警告の表題
2010 年 10 月 11 日	英国	Codeine-containing liquid over-the-counter medicines.
2013 年 6 月 6 日	カナダ	Health Canada's review recommends codeine only be used in patients aged 12 and over.
2015 年 3 月 13 日	欧州	PRAC recommends restrictions on the use of codeine for cough and cold in children.
2017 年 4 月 20 日	米国	FDA Drug Safety Communication: FDA restricts use of prescription codeine pain and cough medicines and tramadol pain medicines in children.
2017 年 7 月 4 日	日本	薬生安発 0704 第 2 号「コデインリン酸塩水和物又はジヒドロコデインリン酸塩を含む医薬品の「使用上の注意」改訂の周知について

能障害が残ったという事例が、2018年5月の副作用救済給付の資料に記載されています[4]。早めの対応をしていれば、もしかするとこの健康被害は防げたのかもしれません。

今日の常識は、明日の非常識

　コデイン類は1832年に発見されて以降、優れた咳止めとして広く使われてきました。「モルヒネ」と同等の鎮咳作用を持ちながら、呼吸抑制や鎮静・催眠作用は弱いというメリットがあったからです[1]。しかし、2004年には遺伝体質によって呼吸抑制のリスクが高くなることが指摘され[2]、2006年には授乳婦の使用による乳児の死亡例が報告されるなど[5]、2000年代に入ってからは新たなリスクが指摘されるようになりました。さらに、2010年頃からは年少者での死亡例が多いことが明らかになり、各国・地域で使用に年齢制限が設けられるようになりました。

　このように、医療が進歩した結果、新たな事実が明らかとなってくることはよくあります。そのため、時代が変われば、医療の「常識」も大きく変わります **表2**。薬剤師が古い常識にとらわれていると、知らない間に、患者さんに大きな不利益を与えてしまう恐れがあるのです。

表2　医療の常識が大きく覆った事例と影響を与えた文献の一例

ワルファリン	J Am Med Assoc.148(11):935-7,(1952) PMID:14897690
強力過ぎて殺鼠剤にしか使えないと思われていたが、ビタミンKの投与で簡単に解毒・治療できることが分かり、臨床応用への可能性が見出された	
Ⅰ群抗不整脈薬	N Engl J Med.324(12):781-8,(1991) PMID:1900101
心筋梗塞後に起こる不整脈発作に対し、薬で発作回数を減らすと、むしろ死亡率が高まることが分かり、不整脈治療のあり方を大きく変えた	
β遮断薬	Lancet.353(9146):9-13,(1999) PMID:10023943
それまで心不全にβ遮断薬は「禁忌」であったが、臨床試験によって有効性や安全性が認められ、現在では「治療薬」として使われている	
糖尿病治療	N Engl J Med.358(24):2545-59,(2008) PMID:18539917
罹病期間の長い2型糖尿病患者では、HbA1cを6.0未満に下げる厳格な治療を行っても、必ずしも患者の利益につながらないことが示され、血糖コントロールのあり方が見直され始めた	
中枢性鎮咳薬	Cochrane Database Syst Rev. 2014 Nov 24;(11) PMID:25420096
咳中枢に作用する中枢性鎮咳薬は、薬理作用上、原因によらずすべての咳に効果があると考えられてきたが、複数の臨床試験の結果から、感冒などの咳には有効性が乏しいことが示された	

　医療では、「今日の常識」が「明日の非常識」となっている可能性を肝に銘じて、常に自分の常識を疑い、新しい情報を取り入れていこうとする姿勢が大切です。

　本書では、目の前の患者さん、そのひと個人にとって「良い医療」を提供し、的確な服薬指導をできるようになるために、薬剤師が膨大な情報の海から必要な情報をどうやって探し、活用していけばよいかを、日常業務の事例に基づいて一つずつ解説していきます。

（児島悠史）

補足情報

　「コデイン」のリスクがわかっても、例えば咳を止めるにはこの薬しか選択肢がないのであれば、使わざるを得ない場合もあります。しかし、実際には非麻薬性鎮咳薬の「デキストロメトルファン」は「コデイン」との優劣が明確になっておらず[6]、また風邪などの急性の咳に対しても多少の効果が報告されている[7]など、良い代替案になります（ただし、「デキストロメトルファン」も年少者の薬物乱用に利用されることの多い薬である点には、注意が必要です[8]）。

　このように、他に選択肢があるかどうかは重要な判断基準になるため、類似薬に関する情報収集も欠かせません。

参考文献

1) 第一三共株式会社：コデインリン酸塩散1%「第一三共」インタビューフォーム, 2019年8月改訂.

2) Gasche Y, et al：Codeine intoxication associated with ultrarapid CYP2D6 metabolism. N Engl J Med. 2004 Dec 30;351(27):2827-31. PMID:15625333

3) U.S. Food and Drug Administration「FAERS:FDA Adverse Event Reporting System」による値（※1969 ～ 2015年の47年間に起こった24件の死亡例のうち21件が12歳未満）

4) 医薬品医療機器総合機構「副作用救済給付の決定に関する情報（平成30年度5月分給付決定情報）」(https://www.pmda.go.jp/files/000230994.pdf)

5) Koren G, et al：Pharmacogenetics of morphine poisoning in a breastfed neonate of a codeine-prescribed mother. Lancet. 2006 Aug 19;368(9536):704. PMID:16920476

6) 塩野義製薬株式会社：メジコン錠　インタビューフォーム, 2019年3月改訂.

7) Oduwole O,et al：Honey for acute cough in children.Cochrane Database Syst Rev. 2018 Apr 10;4:CD007094. PMID:29633783

8) 国立医薬品食品衛生研究所：医薬品安全性情報. 2015年13巻26号.

Google 検索の落とし穴

「上位に表示されている ＝信頼できる情報」ではない

　情報環境の発達によって、インターネットに接続できれば、誰でも簡単に医療の情報を調べることができる世の中になっています。しかし、そうやって調べられるインターネット上の情報は、必ずしも信頼できるものではありません。

● インターネットの検索結果と、内容の信頼性

　例えば、検索結果の1番上に表示される Web サイトは5人に1人が、2番目に表示される Web サイトは10人に1人がクリックして訪問する、といったように、インターネット検索では検索結果の上位に表示される情報ほど多くの人がアクセスする傾向にあります **表1** 。

　しかし、この検索結果の順位は必ずしも内容の正確さや信頼性で決まるわけではありません。中には、根拠のない情報や、憶測・経験則だけで書かれた情報が上位に表示されていることもあります。

　実際、正確性を欠いた医療まとめサイトが様々なキーワードで検索結果の上位を独占していた事例[2]や、ノーベル医学賞の受賞で注目された「免疫療法」というキーワードの検索結果が、根拠のない自由診療を勧める広告で埋め尽くされていた事例[3]など、社会問題となったものも少なくありません。情報検索に Google などの検索エンジンを使う際には、「上位に表示されている＝信頼できる情報」とは限らな

表1　検索結果の順位と訪問率（％）[1]

順位	1位	2位	3位	4位	5位	6位	7位	8位	9位	10位
訪問率	21.12	10.65	7.57	4.66	3.42	2.56	2.69	1.74	1.74	1.67

いことを念頭に、情報の根拠や出典、誰が発信している情報なのかを確認しながら吟味する必要があります。

● 患者さんの病識・薬識は、いつどこで揺らぐかわからない

「何年も同じ薬が処方されている人だから、特に何も指導することがない」と言う薬剤師は少なくありません。しかし、これだけ情報が氾濫している現代社会において、薬や病気に対する患者さんの認識が、常に一定のままとは限りません。

「健康」や「医療」というテーマは人の興味・関心を惹くため、インターネットでも非常に多くの情報が飛び交っています。国民が健康・医療に関する情報を探す際、情報源は医師（53.4％）よりもインターネット（58.7％）の方が多いという調査結果もあります[4]。こうしたインターネットを使った情報収集では、ときに間違った理解によって危険な薬の使い方をしてしまうこともあります（→21ページ参照）。

また、インターネットだけでなく、テレビや週刊誌でも頻繁に健康・医療に関する特集が組まれます。このとき、薬や治療のリスクばかりを誇張した情報が流されると、患者さんは自分の治療を不安に思い、自己判断で薬を中断してしまうかもしれません。実際、オーストラリアでは「HMG-CoA還元酵素阻害薬（スタチン）」に対して不安を煽るようなテレビ番組が放送された結果、6万人の服薬状況に悪影響を与え、本来は防げたはずの死者が年間300 〜 500人程度増えてしまったとする報告もあります[5]。

薬や病気に対する患者さんの認識が揺らぐことは、何をきっかけに、いつどこで起こるか分かりません。たとえ同じ薬をずっと服用し続けている人であっても、注意深く確認する必要があります。　　　　　　　　　　　　　　　　（児島悠史）

参考文献

1) Internet Marketing Ninjas 社「Announcing: 2017 Google Search Click Through Rate Study」（https://www.internetmarketingninjas.com/blog/google/announcing-2017-click-rate-study/）

2) 読売オンライン：DeNA「WELQ（ウェルク）」休止…まとめサイトの問題点と背景は. 2016年12月13日.

3) BuzzFeedNews：ノーベル賞受賞で話題のキーワード「免疫療法」がネット検索にもたらす変化. 2018年10月23日（https://www.buzzfeed.com/jp/seiichirokuchiki/internet-and-immunotherapy-01）

4) 酒井 由紀子,他：日本における健康医学情報の探索行動：2008年および2013年調査の結果.日本図書館情報学会誌.2015年61巻2号 p.82-95.

5) Schaffer AL,et al：The crux of the matter: Did the ABC's Catalyst program change statin use in Australia? Med J Aust. 2015 Jun 15;202(11):591-5. `PMID:26068693`

この睡眠薬（エスゾピクロン）は、飲んだらすぐ効くの？

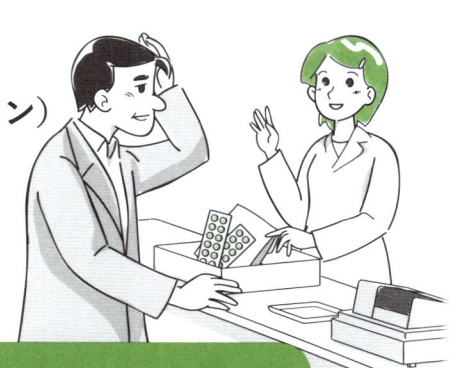

血中濃度の推移について検索する

POINT 添付文書には、効能・効果や用法・用量、使用上の注意、相互作用、副作用、有効成分の性状、過量投与時の影響や対応といった、医師や患者さんとのやりとりで必要なデータのほか、貯法や販売包装の単位など、薬の保管や採用を決める際に必要な情報も掲載されています。情報量は豊富ではありませんが、法的根拠にもなり得る信頼性の高い医薬品情報として、薬剤師がまず参照すべき基本的な資料です。

　今回は、添付文書で血中濃度のデータを検索して、「薬が効き始めるまでにかかる時間の目安」を推察します。さらに一歩進んで、患者さんからの質問の背景に潜む悩み事や希望に考えを巡らせながら、具体的な数字に基づいて返答することの大切さについて考えたいと思います。

エイコ

　ヨシオ先輩、さっき「ルネスタ（一般名：エスゾピクロン）」を処方された患者さんから「この睡眠薬は、飲んだらすぐ効くの？」って質問されました。いくら超短時間型とはいえ、飲んで数秒で効くわけではないので、「睡眠薬の中では早く効くタイプですが、効き始めるまでにはちょっと時間がかかります」と答えたんです。それで良かったでしょうか。

ヨシオ先輩

　そうだね、エイコさん、その回答に間違いはないよ。でも、もっと良い回答があったかもしれないね。例えば、患者さんの言う「すぐ」って、具体的にどのくらいの時間のことだったのかな？

あっ、確かに。私は「すぐ」を「1〜2分」と受け取り、30分くらいはかかることを伝えようと思って「ちょっと時間がかかります」と答えました。でも「すぐ」とか「ちょっと」って、人によって捉え方が違いますよね。

そうだね。もしかすると患者さんは「30分くらいで効くのかな」と考えて「すぐ効く?」と聞き、エイコさんから「ちょっと時間がかかる」と言われたので、「1〜2時間かかるのか」と受け取ってしまったかもしれない。

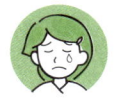

「すぐ」や「ちょっと」が指す時間の長さが、患者さんと私の会話の中で、全然噛み合っていなかったかもしれないのですね…。

服薬指導ではそういったリスクを避けるために、感覚的な言葉ではなく、できるだけ具体的な数字で説明すると良いね。睡眠薬の効き始め時間を伝える際、参考になる数値は…。

例えば、「T_{max}（最高血中濃度到達時間）」ですね！

そう。では添付文書で、「エスゾピクロン」のT_{max}を調べてみよう。パソコンであれば、添付文書を開いて「Ctrl ＋ F」を入力、検索ボックスを出して、「tmax」あるいは「最高血中濃度」のキーワードで検索すると、記述箇所が簡単に見つかるはずだ 図1 。

図1　パソコン上で添付文書を開いて「Ctrl＋F」で検索ボックスが出てくる

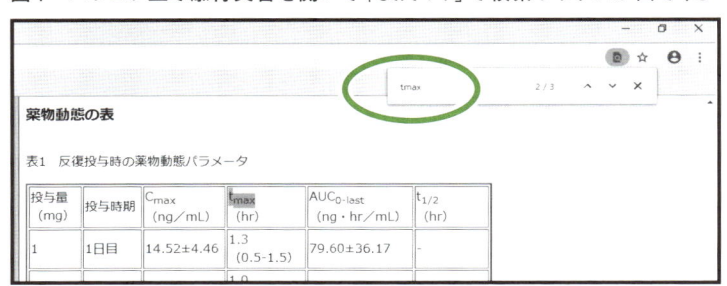

表1　反復投与時の薬物動態パラメータ（ルネスタ錠の添付文書より）

投与量 (mg)	投与時期	C_{max} (ng/mL)	t_{max} (hr)	AUC_{0-last} (ng・hr/mL)	$t_{1/2}$ (hr)
1	1日目	14.52 ± 4.46	1.3 (0.5-1.5)	79.60 ± 36.17	—
	7日目	14.71 ± 3.97	1.0 (0.5-1.5)	88.71 ± 36.33	4.83 ± 0.89
2	1日目	25.40 ± 7.40	1.0 (0.5-2.0)	147.89 ± 57.47	—
	7日目	27.02 ± 5.22	1.0 (0.5-2.0)	168.69 ± 67.54	5.08 ± 1.62
3	1日目	37.03 ± 5.70	1.5 (0.5-2.0)	222.25 ± 36.95	—
	7日目	37.59 ± 5.54	0.8 (0.5-2.0)	252.63 ± 59.17	5.16 ± 0.85

Mean ± SD　ただしt_{max}は中央値（最小値 - 最大値）

見つかりました。「エスゾピクロン」のT_{max}、1mgの反復投与時は30分〜1時間半です **表1**。ということは、「飲んで1〜2分で効くわけではないですが、30分から1時間以内には効き始めますよ」というふうに伝えた方が親切ですね。

その方が正確に伝わるだろうね。でもそれだけは十分とはいえないよ。

えっ?

もう一歩進んで、患者さんの立場になって考えてみよう。「薬が効き始めるまでに1時間くらいかかる」と知った患者さんは、どんな行動に出るだろう?

うーん、私だったら布団に入る時間から逆算して、少し早めに薬を飲むかもしれません。薬を飲んで、30分くらいテレビを見てから寝るとか。

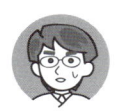

そうだね。「薬が効くまで1時間ある」と考えたら、人によってはその間にお風呂に入ってしまおうとするかもしれない。「10分くらいなら車を運転しても大丈夫だろう」と自己判断してしまう人もいるかもしれないよ。

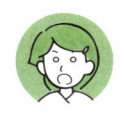

大変だ！

人は自分の都合の良いように情報を解釈してしまいがちだ。だから患者さんから質問を受けたときには「なぜこんな質問をされたのかな？」と考えを巡らせて、「何かお困りですか？」と聞いてみると良いかもしれないね。

具体的なデータを示して説明することは大切。でも、薬剤師の仕事は、それだけではないんだよ。

解説

具体的な数値を示して説明、感覚的な表現による誤解を避ける

　2017年6月に、芸能人が睡眠薬を飲んで自動車を運転し、公道上でもうろうとした状態で発見された事件がありました[1]。医師・薬剤師からは「睡眠薬は寝る前に服用するように」と指示が出ていたのですが、インターネットで「薬が効くまでに多少時間がかかる」という趣旨の情報を見て、10分くらいなら自動車を運転しても大丈夫だろうと自己判断をしてしまったことが原因だったようです。

　「効くまでに多少時間がかかる」というインターネット上の情報は、科学的に明らかな誤りとはいえません。しかし、「多少」という感覚的な表現の情報を受け取った人がどんな行動に出るか、その潜在的なリスクまでは考慮されていない、やや無責任な情報提供であったことは否めません。

　曖昧な情報提供に起因するトラブルは、薬剤師が対面で服薬指導をする際にも起こり得ます。「すぐ」「しばらく」「ちょっと」といった表現は、患者さんとの会話の中でよく出てきます。しかし患者さんと薬剤師の「すぐ」の時間感覚は、一致しているでしょうか **表2**。

　薬剤師の言葉は、時に患者さんの生活に大きく影響します。例え

表2　感覚的な表現で起こる誤解の例

1	「すぐ効く」 1〜2分 or 30分	睡眠薬や痛み止めの効果判定や、 追加投与を考える際に問題になる
2	「しばらく飲んでいない」 2〜3週間 or 2〜3カ月	手術前の抗血小板薬の中止や、ピロリ検査前の PPIの中止などを考える際に問題になる
3	「ちょっとくらいのお酒」 月1回の飲み会で乾杯をするくらい or 毎日2合程度の日本酒	お酒との相互作用、アセトアミノフェンの 安全性などを考える際に問題になる
4	「大きな病気」 薬を飲み続ける必要のある病気 or 手術が必要なくらいの病気	併用薬や既往歴を確認する際、高血圧や糖尿病・甲 状腺疾患・緑内障などを見落とす恐れがある
5	「前の薬より強い・きつい」 効果が高い or 副作用が多い	薬が変更になった際に質問されることも多いが、効 果と副作用のどちらを気にしているのか確認が必要

　ば、薬剤師が「子どもの保湿剤は、お風呂上がりにすぐ塗ってください」と説明すると、それはどんなふうに受け取られるでしょうか。

　確かに、保湿剤はお風呂上がりに早めに塗ることが望ましいですが、母親は自分の身体も拭かず、風邪をひきそうになりながらでも1分1秒を争って保湿剤を塗らなければならない、と受け取るかもしれません。実際のところ、お風呂上がり直後でも30分後でも保湿剤の効果はさほど変わらないとの報告もあり[2]、そこまで一刻を争う必要性はないように思われます。むしろ、このような無理は続けるのが困難で、治療を挫折してしまう原因にもなりかねません。

　こうした無理や不便が生じないよう「早いに越したことはありませんが、難しければお風呂上がり30分以内くらいを目安にしてください」といった具合に、具体的な数字を示して説明した方がより親切です。

パソコン、スマホなどの検索機能を活用

　添付文書、インタビューフォーム、インターネット上の論文、Webサイト、ワード、エクセル、PDFなどの文書内で、目的の情報が記載されている場所を探すには、パソコンやスマートフォンの「文字列を検索する機能」を使うと便利です。文書を開いた状態で、以下の操作を行って検索ボックスを表示させ、そこにキーワードを打ち込んで検索します **表3**、**図2**。半減期などの血中濃度のデータ、薬の保管方法、

表3　文字列検索の方法

パソコン	文書を開いた状態で「Ctrl + F」を入力　図1
Andoroid	文書を画面に表示させた状態でメニューから「ページ内検索」を選択 図2
iOS（iPhone、iPadなど）	文書を画面に表示させた状態でメニューから「ページを検索」を選択

図2　Andoroidスマートフォンでの検索方法

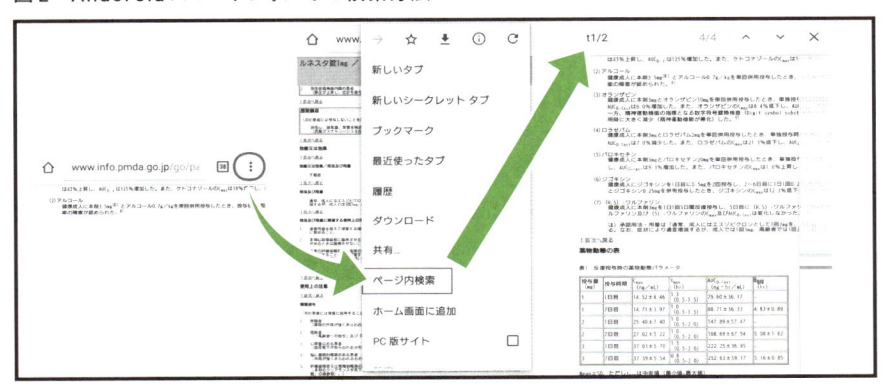

表4　情報を探し出すための「検索ワード」の例

探したい情報	資料の例	検索ワードの例
血中濃度の半減期	添付文書	t1/2、半減期
最高血中濃度到達時間	添付文書	tmax、最高血中濃度
保管方法	添付文書	保存、冷所、遮光
相互作用のリスクと影響	インタビューフォーム	CYP、P糖、Cmax、AUC
食事の影響	インタビューフォーム	食事、食後、絶食
妊娠中の安全性評価	インタビューフォーム	妊娠、オーストラリア
ガイドライン上での言及	ガイドライン	薬剤名、第一選択

　　　相互作用や食事の影響、妊娠中の安全性評価などの情報が記載され
　　ている箇所には、それぞれ高頻度に登場する特定のキーワードがある
　　ので、覚えておくとよいでしょう 表4 。

数値を伝えるだけでは不十分な場合も

　ただし情報を検索し、探し当てた具体的な数字を使って説明すればそれで十分、というわけではありません。「この睡眠薬は30分から1時間もすれば効いてきます」と薬剤師が説明した場合、「30分は効いてこないのか」と患者さんが受け取り、「効いてくる前に入浴しよう」「10分ほどなら運転できる」などと、かえって危険な自己判断を助長してしまう可能性もあります。

　インターネットがあれば、誰でも添付文書を読める時代です。そこに書かれた数字をただ伝えるだけであれば、薬剤師でなくてもできてしまいます。情報を受け取った人が、それをどう解釈し、その結果どのような行動に出る可能性があるのか…目の前の患者さんとの会話を通して、その質問の背景に潜む悩み事や希望を確認し、潜在的なリスクを回避する「オーダーメイトの服薬指導・情報提供」を組み立てることが大切です。　　　　　　　　　　　　　　　　　（児島悠史）

▶補足情報◀

　子どもの熱冷ましにもよく使われる「アセトアミノフェン」ですが、その解熱効果は、内服薬でも坐薬でも使用後1時間で体温を0.7〜1.3℃ほど下げるものだという報告があります[3]。解熱薬の目的は、体温を36℃付近まで下げることではなく、体温を少し下げて高熱による不快感を和らげることです。期待できる効果についてもこうして具体的な数値を使って説明することは、患者さんの不安を解消するのに役立ちます。

参考文献

1）朝日新聞デジタル：堤下さん「薬への認識甘かった」　睡眠薬服用して運転. 2017年6月14日（http://www.asahi.com/shimen/20170614/index_tokyo_list.html）

2）Chiang C, et al：Quantitative assessment of combination bathing and moisturizing regimens on skin hydration in atopic dermatitis. Pediatr Dermatol. 2009 May-Jun;26(3):273-8. PMID: 19706087

3）Karbasi SA,et al：Comparison of antipyretic effectiveness of equal doses of rectal and oral acetaminophen in children.J Pediatr (Rio J). 2010 May-Jun; 86(3): 228-32. PMID:20436978

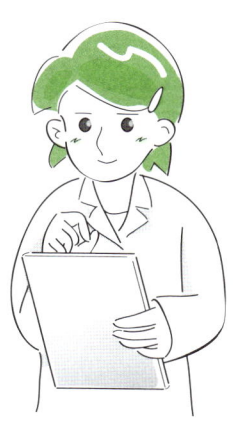

医師からの質問

妊娠希望の患者さん、「ロラタジン」継続は選択肢になる？

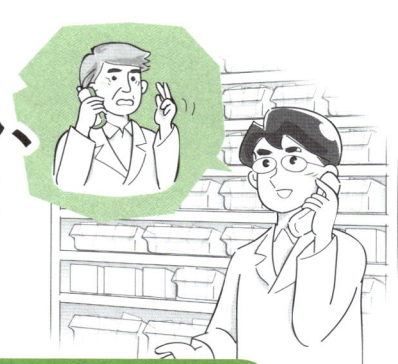

妊娠中の薬剤の安全性について検索する

POINT 添付文書は、薬剤師が参照すべき最も基本的な情報源の一つですが、記載が簡潔で、これだけでは良い判断材料にならない場合もあります。特に、妊娠・授乳中の安全性については表記が画一的で、具体的なリスクや類似薬との差が分かりにくくなっているため、医師から質問を受けた場合、患者さんに指導する場合などには、添付文書情報の検索だけでは不十分なことがよくあります。

このような場合、添付文書情報の補足のために、まず活用できる資料は「インタビューフォーム」です。インタビューフォームは、日本病院薬剤師会が定めた記載様式に沿って製薬会社が作成・配布している学術資料で、添付文書情報の裏付けとなる、より多くの詳細なデータが記載されています。今回は、この「インタビューフォーム」を活用し、妊娠中の安全性評価の基準として医師・薬剤師がよく参照する「オーストラリア医薬品評価委員会（Australian Drug Evaluation Committee：ADEC）」の分類基準の評価を検索します。

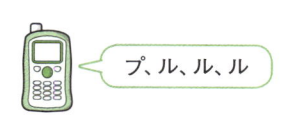

プ、ル、ル、ル

北里先生

長井（ヨシオ）先生、こんにちは。北里クリニックの北里です。ちょっと教えてください。妊娠時の抗ヒスタミン薬の処方についてなんですけど、「クラリチン（一般名：ロラタジン）」を処方中のアレルギー患者さんから今日、「妊娠を希望しています」と言われたんです。「ロラタジン」の妊娠中の安全性はどうなのでしょうか。添付文書を見ると、あまり良くなさそうなんだけど…。

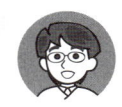

北里先生こんにちは。そうですね、確かに添付文書の書か
れ方からは、良くなさそうに感じると思います…。「ロラタジ
ン」を継続したい患者さんなのですか？

ヨシオ先輩

そうなんです。眠気が出にくい第二世代の薬をいろいろ試
した結果、「ロラタジン」に落ち着いた方なので、できれば
継続したいんです。

なるほど、確かに動物実験の結果から添付文書はこの表記
（後述）になっています。ですが、「オーストラリア医薬品評
価委員会」の分類基準では上から2番目の「B1」と、他の
第二世代の抗ヒスタミン薬よりも高く評価されていますし、
実際に先天異常には影響しないとの疫学調査の報告もあ
ります。この論文は後ほど送っておきますね。

なるほど。いつも的確な情報、助かります。論文の送付も
よろしくお願いします。

なので、今の治療でうまくいっているのであれば、あえて変
更しなくて良いのではないでしょうか。「ロラタジン」の継
続も選択肢になると思いますよ。

そのようですね。今のお話を踏まえて次回、患者さんと改
めてお話しして、処方を決めたいと思います。ありがとうご
ざいました。では、また。

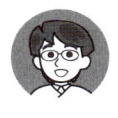

はい、またいつでもご相談ください。

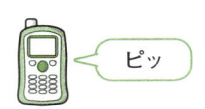

ピッ

エイコ

ヨシオ先輩、今の電話、ドクターからですよね？　何のお話だったんですか？

ああ、エイコさん。クリニックの北里先生から、妊娠中の薬についての問い合わせだよ。「ロラタジン」を飲んでいる患者さんが妊娠を考えているそうで、安全面から薬を変えた方が良いかどうかを尋ねられたんだ。「継続も選択肢になると思います」って答えたんだけど。

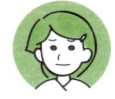

そうだったんですか。妊娠中の「ロラタジン」…あれっ？添付文書には、「妊婦または妊娠している可能性のある婦人には投与を避けることが望ましい」って書かれてますよ？「アレグラ（一般名：フェキソフェナジン）」や「アレジオン（一般名：エピナスチン）」では「有益性が危険性を上回ると判断される場合にのみ投与」と書かれていますけど **表1**、こっちに変更した方が良いのではないですか？

良い疑問だね。添付文書では、妊娠中の薬の安全性について、ほとんどの場合、「有益性投与」か「投与を避けることが望ましい」のどちらかしか書かれていないのでリスク評価がとてもしづらい。そんな場合、別の安全性評価の指標を参照するんだけど、そのうちの代表的なものの一つが「オーストラリア医薬品評価委員会」の分類基準だ。今回は「ロラタジン」がこの分類基準でどう評価されているかを「インタビューフォーム」で調べてみよう。

表1　妊娠中の投与に関する添付文書の記載

添付文書の記載	商品名
有益性が危険性を上回ると判断される場合にのみ投与	ポララミン、タベジール、ザジテン、アゼプチン、アレグラ、アレジオン、エバステル、ジルテック、ザイザル、タリオン、アレロック、ビラノア
投与を避けることが望ましい	レスタミン、ゼスラン、クラリチン、デザレックス
禁忌	セルテクト

インタビューフォーム？ あっ、先輩がよく見ている文書ですね？

そう。インタビューフォームは、日本病院薬剤師会が定めた記載様式に沿って製薬会社が作成している学術資料だよ。用法・用量の根拠になった臨床試験の成績、禁忌や注意事項が設定された理由など、添付文書情報の裏付けとなる、より詳細なデータが掲載されている。「IF」と略されることもあるね。

どこで閲覧できるんですか？

インタビューフォームは添付文書と同じように随時更新されていて、最新の電子データがPMDAのWebサイト※から入手できる 図1 。添付文書のページを開いたら左下のメニューにリンクが出てくるから、開いてみよう。

全体で70ページ以上、添付文書に比べると凄いボリュームですね…。でも、前回教えていただいたように「妊娠」で文書内検索すれば記載箇所にたどり着けますよね！

図1 クラリチン錠のインタビューフォーム（PMDAのWebページ）

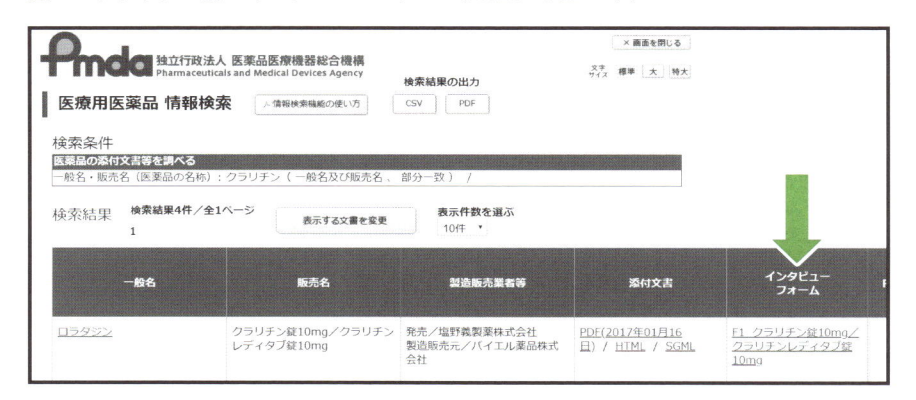

※ 医薬品医療機器総合機構（PMDA）の添付文書掲載ページ
　URL：http://www.pmda.go.jp/PmdaSearch/iyakuSearch/

それでも良いんだけど、「妊娠」のキーワードで検索すると10件以上ヒットするんじゃないかな。今回は「オーストラリア」で検索してみようか。

「オーストラリア医薬品評価委員会」の評価を探すので「オーストラリア」ですね…。出てきました。「ロラタジン」の分類は「B1」になっています 図2。でも、「B1」ってどういう意味なんでしょうか?

「オーストラリア医薬品評価委員会」の分類基準では、妊娠中の薬の安全性をA・B1・B2・B3・C・D・Xの7段階にランク付けして評価している 表2。「B1」は上から2番目の評価で、十分に選択肢として考えられる分類だね。

なるほど。確かにこれなら添付文書の情報よりも比較しやすいですね。

さっき添付文書を調べた「ロラタジン」以外の抗ヒスタミン薬についても、同じように調べてみようか。

図2　クラリチン錠のインタビューフォームで「オーストラリア」をキーワードに文書内検索した画面

> オーストラリア　　　　^　∨　×
>
> **2. 海外における臨床支援情報**
> **妊婦に関する海外情報**
> <u>オーストラリア</u>医薬品評価委員会の分類基準
> カテゴリー：B1（2015年9月調査）
> 本邦における使用上の注意「妊婦、産婦、授乳婦等への投与」に項の記載は以下のとおりであり、オーストラリアの分類とは異なる
>
> 〔参　考〕
> 【使用上の注意】「妊婦、産婦、授乳婦等への投与」
> (1) 妊婦又は妊娠している可能性のある婦人には、投与を避けることが望ましい。〔妊娠中の投与に関する安全性は確立していない。また、動物試験（ラット、ウサギ）で催奇形性は認められないが、ラットで胎児への移行が報告されている。〕
> (2) 授乳中の婦人には、投与を避けることが望ましい。やむを得ず投与する場合は、授乳を避けさせること。〔ヒト母乳中への移行が報告されている。【薬物動態】の項参照）〕

表2　オーストラリア医薬品評価委員会の胎児危険度分類基準

分類		意味
A		これまでに多くの妊婦・妊娠可能年齢の女性に使用されてきたが、それによって奇形の頻度や胎児に対する有害作用の頻度が増す、という「いかなる証拠」も観察されていない。
B		ヒトへの使用経験はまだ限られているが、奇形や有害作用の頻度が増すという証拠は示されていない。
	B1	動物を用いた研究が十分になされ、胎児の障害が増加するという証拠は示されていない。
	B2	動物を用いた研究はまだ不十分だが、入手し得るデータからは、胎児の障害が増加するという証拠は示されていない。
	B3	動物を用いた研究では胎児への影響が示されているが、この結果がヒトに対してどういった意味を持つものか、分かっていない。
C		ヒト胎児の奇形を増やす作用はないが、その薬理作用によって、胎児や新生児に有害作用を引き起こす疑いがある（ただし、その有害作用は、薬を中断することで回復する（＝可逆的）こともある）。
D		ヒト胎児の奇形や、不可逆的な障害のリスクを増加させる疑いがある。
X		ヒト胎児に永久的な障害を引き起こすリスクの高い薬であり、妊娠中あるいは妊娠の可能性がある場合は使用すべきでない。

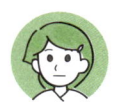

はい。ええっと…、それぞれのインタビューフォームを調べてみると、「ポララミン（一般名：d-クロルフェニラミン）」と「レスタミン（一般名：ジフェンヒドラミン）」が「A」、「ロラタジン」が「B1」、「ジルテック（一般名：セチリジン）」と「フェキソフェナジン」が「B2」、「アゼプチン（一般名：アゼラスチン）」が「B3」…。あれれ、思ったより「ロラタジン」って、抗ヒスタミン薬の中では大丈夫そうな部類 表3 なんですね。

そう、添付文書で「有益性が危険性を上回ると判断される場合にのみ投与」と書かれている薬の方が、「投与を避けることが望ましい」と書かれている薬より安全、というわけではないんだよ。添付文書の記述だけではわかりにくいけど、こうやってインタビューフォームの情報を参照すれば、もう少し具体的なリスク評価ができるんだ。

表3　オーストラリア医薬品評価委員会による抗ヒスタミン薬の分類

分類	商品名
A	ポララミン、レスタミン
B1	クラリチン
B2	ジルテック、アレグラ
B3	アゼプチン

※それぞれのインタビューフォームを基に作成

でも、第一世代の「d-クロルフェニラミン」や「ジフェンヒドラミン」は「A」の評価ですよ?こちらに変更すれはもっと良いんじゃないですか?

確かに、原則はより安全性の高い薬が望ましい。ただ、今回の患者さんは日中の眠気をとても気にされていて、第二世代の薬をいろいろ試した結果、最終的に「ロラタジン」に落ち着いているそうだ。多少の眠気があっても評価が「A」の薬を選ぶか、眠気がより少ない「B1」の薬を選ぶかは難しいところだな。北里先生は次の診察で患者さんと相談して決めるって言っていたよ。

なるほど。患者さんにとっては「眠気が出ない」ことがとても重要で、「ロラタジン」はやっと巡り合った「自分に合った薬」だったんですね。

それに、「ロラタジン」は先天異常に影響しない、という疫学調査の報告もあるんだ[1]。だから、「今の治療でうまく行っているなら、あえて変更しなくても良いのでは」と北里先生には伝えたんだ。処方は最終的に医師が決めるものだけど、適切な処方ができるよう、必要な情報を提供するのは薬剤師の大切な役目なんだよ。

そうか、だから先輩はいつもたくさん勉強して、いろんな情報を調べているんですね(薬剤師って大変な仕事だなぁ…)。

◇解説◇ ————————————————————

添付文書の限界、補足資料としての インタビューフォームの活用

　添付文書は薬剤師が参照すべき最も基本的な資料ですが、妊娠中の使用に関しては、絶対に避けるべき絶対禁忌の薬を除き、ほとんどの薬で「投与を避けることが望ましい」または「有益性が危険性を上回ると判断される場合にのみ投与」としか書かれていません。しかし妊娠中に限らず、そもそも薬は不必要なものは投与しないことが望ましく、有益性が危険性を上回ると判断された場合にのみ使うものです。

　また、今回の例からも分かるように、添付文書に「投与を避けることが望ましい」と書かれた薬よりも「有益性投与」と書かれた薬の方がより安全、ということもありません。そのため、こうした添付文書の情報だけでは、該当の薬を妊娠中に投与することは選択肢になるのかどうかの判断材料として、不十分です。

　こういった場合に役立つのが、「インタビューフォーム」です。今回活用したのは、「参考資料」の「海外における臨床支援情報」にあったオーストラリア医薬品評価委員会の分類基準評価ですが、他にもいろいろと詳細な情報が記載されています **表4**。

表4　インタビューフォームで検索できる情報の例

記載項目	具体的な記載内容
治療学的・製剤学的特性	その薬の長所や製剤の工夫
物理化学的性質	湿気・光・温度に対する安定性、他の薬との配合した際の色調・力価などの変化
臨床成績	用法・用量の根拠となった臨床試験の成績や、副作用の頻度、増量した際の結果
薬理作用	詳細な作用メカニズムや、効果が発現するまでにかかる時間、効果が持続する時間
薬物動態	単回・反復投与時や、小児・高齢者の動態データ、食事や併用薬によって受ける影響の詳細な内容
代謝	代謝経路や代謝物、関係する代謝酵素
安全性に関する情報	警告や禁忌、注意事項の内容とその理由
参考資料	文献情報、海外での発売状況や用法・用量、オーストラリア医薬品評価委員会の分類基準

例えば、粉砕・一包化した際の安定性や保管方法、他の薬と混ぜた時に注意すべきこと、添付文書の用法とは異なる服用方法をした場合の影響、禁忌や警告の理由、併用注意の薬を使ったときの血中濃度の変化や予想されるリスクなど、原則から少し離れた使い方をする際に、その影響を推察する貴重な判断材料となるデータも掲載されています。日本語で読めるうえ、添付文書よりも詳しい情報が簡単に検索できるため、添付文書に情報不足を感じたら、まずはインタビューフォームに当たってみることをお勧めします。

妊娠・授乳中の安全性評価では多面的な情報検索を

妊娠・授乳中の薬の是非を考える際、オーストラリア医薬品評価委員会の分類基準のように、参考にできる安全性評価基準がいくつかあります **表5** 。

表5 妊娠・授乳中の安全性評価基準の例

妊娠中	・オーストラリア医薬品評価委員会の分類基準 ・米国食品医薬品局（FDA）の分類基準 ※FDAの分類は2015年6月に廃止されている。
授乳中	・Medications and Mothers' Milk 17th ed ・Drugs in Pregnancy and Lactation 10th ed ・国立成育医療研究センター「授乳中に安全に使用できると考えられる薬」 ・大分県「母乳と薬剤」研究会「母乳とくすりハンドブック　改訂第3版」

ただし、こうした資料を参照する際には、何を評価した基準なのかに注意する必要があります。例えばオーストラリア医薬品評価委員会の分類基準で評価されているのは、主に奇形や胎児に対する有害作用のリスクです。咳止めとしてよく使われる「コデインリン酸塩」は、先天異常が示されていないことから最もリスクの少ない「A」に分類されていますが、新生児に一時的な退薬症状（振戦・過敏など）が出たとする報告もあります[2]。1つの評価だけで結論づけるのではなく、様々な評価基準や実際の疫学調査など、多面的な情報検索を行い、具体的なリスク評価を行う必要があります。

このように、患者さんにとっての「最適な治療」にできる限り近づけるために、薬剤師は科学的根拠や患者さんの希望や価値観など、様々な情報を基に考えることが大切です。　　　　　　　　（児島悠史）

補足情報

　授乳中の安全性についても、添付文書の表記と実際の安全性評価に矛盾が生じているケースは少なくありません。特にOTCでは、薬剤師や登録販売者が添付文書に忠実になればなるほど、実際の安全性評価がより低い薬を使ってしまうことになるという事態が発生しています。薬を使う人が不利益を被ることがないよう、添付文書だけに頼らず、広く情報収集することが重要です。

	添付文書	Medications and Mother's Milk 17th ed	国立成育医療研究センター「授乳中に安全に使用できると考えられる薬」の一覧
クレマスチン	制限なし	L4（5段階中4番目）	非掲載
d-クロルフェニラミン	制限なし	L3	非掲載
ジフェンヒドラミン	禁止	L2	掲載
フェキソフェナジン	禁止	L2	掲載
ロラタジン	禁止	L1（最も高い評価）	掲載

参考文献

1) Moretti ME,et al：Fetal safety of loratadine use in the first trimester of pregnancy: a multicenter study. J Allergy Clin Immunol. 2003 Mar;111(3):479-83. PMID:12642825

2) Mangurten HH,et al：Neonatal codeine withdrawal in infants of nonaddicted mothers. Pediatrics. 1980 Jan;65(1):159-60. PMID:7355017

患者さんからの質問

私に出された睡眠薬、飲む量が夫より少ないのはなぜ？

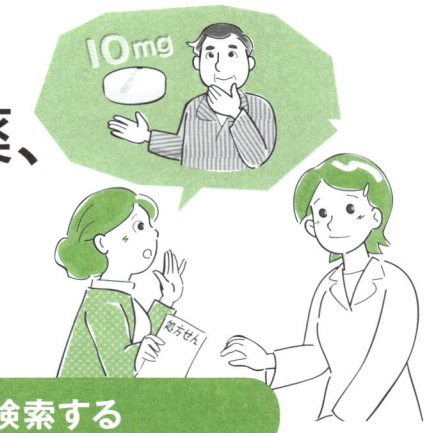

性別・年齢による用量調節について検索する

POINT インタビューフォームには、添付文書ではまったく触れられていない情報が記載されていることもあります。今回は、よく使われる睡眠薬の「マイスリー（一般名：ゾルピデム）」を例に取り、添付文書だけでは分からない性差に関する情報をインタビューフォームで検索し、男女間の初期投与量の調節について考えます。なお、同じ有効成分の薬剤のインタビューフォームであっても、先発医薬品と後発医薬品（あるいは販売元が異なる後発医薬品同士）では、記載されている情報が大きく異なることにも注意が必要です。

エイコ

ヨシオ先輩、睡眠薬についてまた教えてほしいことがあるんです。今日、「ゾルピデム」を処方された患者さんから「どうして私のは5mgなの？夫より少ないのはなぜ？」と聞かれたんです。

1回5mgでは眠れなかったのかな？

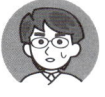
ヨシオ先輩

いえ、今回が初めての処方だったんです。なので、添付文書に書いてあったように、「効き目には個人差もあるし、量を増やせばそれだけ副作用のリスクも高くなります。まずは1回5mgから始めて、それで効かなければ医師（北里先生）に相談してください」ってお話ししたんです。でも、あまり納得してもらえなくて…。ご主人は別の病院で、最初から1回10mgで処方されたんだそうです。

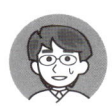

う～ん、なるほど。確かに、最初から1回10mgで処方されることもあるからね。でも、エイコさんが調べた通り、「ゾルピデム」は1回5mgから始めるのが基本だね。中でも、特に用量に注意が必要な人がいるんだけど、分かるかな？

今回はしっかり添付文書やインタビューフォームを確認しました。高齢者や肝障害のある人では、血中濃度が高くなったり、半減期が長くなったりするので、少ない量から始めた方が良さそうです。

そうだね。そういった人ではふらつきや翌朝への持ち越しが起こりやすいので注意が必要だ。他には何か見つからなかったかい？

えっ、他にもあるんですか？

うん、「ゾルピデム」の代謝速度は、女性の方が男性より遅くて、翌朝まで薬が残りやすいことが示唆されているんだ[1]。だから米国では「ゾルピデム」の推奨開始用量は、男女間で差が付けられている **図1**。僕からこの情報を伝えて以来、北里先生は女性の開始用量を基本的に5mgにされているよ。

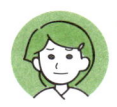

そんな性質があったんですね…。初めて知りました。でもおかしいな、私が調べたインタビューフォームには載っていなかったような。

図1　マイスリー錠のインタビューフォームに掲載された、米国での用量設定

用法・用量	成人における用量
	患者にとって最低有効用量を用いること。女性に対する推奨開始用量は 5mg、男性に対しては 5 ないし 10mg。少なくとも起床予定時刻の 7～8 時間前、就寝直前に 1 回だけ服用すること。5mg で効果がない場合は、10mg に増やすことができる。患者によっては、10mg を用いた場合に翌朝まで影響が残ることから、翌日の自動車運転など、危険を伴う機械の操作には十分注意させる。AMBIEN の総用量は、就寝直前の 10mg 1 日 1 回を超えないこと。AMBIEN の服用は一晩に 1 回だけとし、一晩に再度内服しないこと。ゾルピデムのクリアランスは女性の方が低いため、男性と女性とで推奨開始用量が異なる。

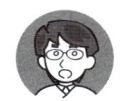

あっ、もしかして、エイコさんが調べたのは、うちの薬局で採用している後発医薬品のインタビューフォームかな？

はい。先発医薬品と後発医薬品では適応症が違うこともあるので、採用している製薬会社のインタビューフォームを調べました。

確かにそうだね。適応症や添加物、使用上の注意などは製剤によって異なることがある。そこに考えが及んだのはえらい。

もしかして、他にも違うところがある？

そうなんだ。実は、同じ有効成分の薬でも、製薬会社によってインタビューフォームに掲載されている情報量はかなり違う **表1** 。特に、今回のような「有効成分に関する情報」は、一般的に、先発医薬品のインタビューフォームの方が豊富な傾向にある。

表1　製薬会社によるインタビューフォーム記載内容の違い（ゾルピデム酒石酸塩）

「性差」に関する記載	
ある	「マイスリー（先発医薬品）」
ない	「モチダ」、「日医工」、「EE」、「サワイ」、「トーワ」、「タカタ」、「AA」、「DK」、「DSP」、「FFP」、「JG」、「SN」、「ZE」、「アメル」、「クニヒロ」、「サンド」、「テバ」、「ファイザー」、「明治」、「杏林」、「AFP」、「TCK」、「NP」、「YD」、「日新」、「オーハラ」、「ケミファ」、「DSEP」、「F」、「KN」、「KOG」

「オーストラリア医薬品評価委員会の分類基準」に関する記載	
ある	「マイスリー（先発医薬品）」、「モチダ」、「DK」、「DSP」、「JG」、「ZE」、「アメル」、「ファイザー」、「明治」、「NP」、「KOG」
ない	「日医工」、「EE」、「サワイ」、「トーワ」、「タカタ」、「AA」、「FFP」、「SN」、「クニヒロ」、「サンド」、「テバ」、「杏林」、「AFP」、「TCK」、「YD」、「日新」、「オーハラ」、「ケミファ」、「DSEP」、「F」、「KN」

2019年5月時点のインタビューフォームを基に作成

本当だ！先発医薬品と後発医薬品の間だけでなく、後発医薬品同士でも、掲載されている情報には差があるんですね！

エイコさんが言う通り、「製剤に関する情報」はその製薬会社のインタビューフォームでなければ分からない。そして、製剤が違えば保管や服用するときの細かな注意などが変わることもある。だから、調べる内容に応じて、店舗で採用している薬（後発医薬品）のインタビューフォームを調べれば良いのか、先発医薬品のインタビューフォームも調べてみる必要があるのか、うまく使い分けられると良いね。

解説 ─────────────────────────

ゾルピデムの代謝速度の男女差は、インタビューフォームにしか掲載されていない

　インタビューフォームは、添付文書の記載を補足するだけの存在ではありません。ときには、添付文書に書かれていない情報が見つかり、医師への処方提案、患者さんへの服薬指導の重要なヒントになることがあります。「ゾルピデム」の性差に関する情報は、その代表例です。

　「ゾルピデム」を服用した翌朝の血中濃度は、男性よりも女性の方が高かったことから、代謝速度には性差があることが示唆されています[2]。日本の用量設定に男女差は設けられていませんが、米国のゾルピデム製剤である「Ambien」では、男性の初期投与量が 5〜10 mg と幅があるのに対し、女性の初期投与量は 5 mg に限定され、いきなり 10 mg を使うことは避けるよう注意喚起がされています[1]。この情報は、添付文書には記載されていませんが、マイスリー錠のインタビューフォームの「参考資料」の中に見つけることができます。

　「ゾルピデム」は、睡眠薬の中では作用時間が短く、翌朝の持ち越し効果が少ない薬として広く使われています。しかし、それは理想通り

に血中濃度が推移すれば、の話です。実際の血中濃度は様々な要因によって変化します。

　例えば、翌朝の持ち越し効果に大きく関係する半減期は、健康な成人であれば1.78〜2.30時間で、確かに速やかに身体から消失していきます。しかしこの半減期は、67〜80歳の高齢者では2.2倍、肝硬変の患者さんでは4.6倍に延長することが確認されています[1]。

　このことから「ゾルピデム」を高齢者や肝硬変の患者さん、そして女性に対していきなり10mgで投与することは、翌朝への持ち越しという観点ではリスクの高い使い方になってしまう可能性があります。実際に、「ゾルピデム」を服用している人が高齢であることや、女性であることは、自動車運転事故のリスクと関連することも報告されています[3]。半減期の短い睡眠薬であっても、その半減期に影響を与える要因には十分な注意が必要です。

インタビューフォームの内容は
製薬会社によって異なる

　「ゾルピデム」の代謝速度の男女差についての情報は、先発医薬品である「マイスリー錠」のインタビューフォームには掲載されていますが、後発医薬品のインタビューフォームでは、どの製薬会社のものにも掲載されていません。前項でテーマにした「オーストラリア医薬品評価委員会による分類基準」に関する記述も、一部の後発医薬品のインタビューフォームには掲載されていません **表1**。

　確かに、適応症や添加物、錠剤の大きさ、保管方法など「製剤に関する情報」は、その商品を製造している製薬会社のインタビューフォームにしか掲載されていません。特に、剤形が工夫された後発医薬品の場合、保管方法や使用上の注意が大きく異なっている場合もあります。そのため「製剤に関する情報」を検索する際には、実際に薬局店舗で採用している薬や、患者さんが服用している薬の製薬会社のインタビューフォームを参照する必要があります。

　しかし一方で、臨床試験の成績や妊娠・授乳中の安全性評価、代謝経路や代謝酵素といった「有効成分に関する情報」は、情報量が豊富な先発医薬品のインタビューフォームを参照した方が、見つかりやすい傾向にあります **表2**。

　インタビューフォームは、添付文書では探せない情報を得るための貴重な情報源となります。しかし、添付文書のように法令によって記

載内容が細かく規定されているわけではないため、製薬会社によって情報量や記載内容に違いがあります。その点を念頭に、調べたい内容に合わせて使い分ける必要があります。　　　　　（児島悠史）

表2　インタビューフォームの使い分けの例

適した資料	調べたい内容
先発医薬品の資料	臨床成績、薬物動態、代謝、相互作用、警告や禁忌の理由、詳細な薬理作用、妊娠・授乳中の安全性評価、海外での発売状況や用法・用量
実際の商品の資料	製剤の工夫、使用上の注意、保管方法、配合変化

補足情報

　「ゾルピデム」を服用すると、翌日に致死的な自動車交通事故を起こすリスクが1.5倍に高まるという調査結果がある[4]。一方、こうした持ち越し効果を怖がり過ぎると、投与量不足になって不眠を改善できないという本末転倒な事態に陥るリスクも指摘されています[5]。

　薬で期待できる効果と負わなければならないリスクを正確に知り、より効果的な使い方を指導すること、具体的な注意喚起でリスクを最小化させることは、服薬指導で最も大切なことの1つです。

参考文献

1）アステラス製薬株式会社：マイスリー錠　インタビューフォーム, 2019年7月改訂.

2）U.S. Food and Drug Administration「Drug safety communications：Risk of next-morning impairment after use of insomnia drugs; FDA require slower recommended doses for certain drugs containing zolpidem（Ambien, AmbienCR, Edluar,and Zolpimist）」

（https://www.fda.gov/media/84992/download）

3）Booth JN 3rd, et al：Zolpidem use and motor vehicle collisions in older drivers. Sleep Med. 2016 Apr;20:98-102. PMID:27318232

4）Yang BR, et al：Prescription of Zolpidem and the Risk of Fatal Motor Vehicle Collisions: A Population-Based, Case-Crossover Study from South Korea. CNS Drugs. 2018 Jun;32（6）:593-600. PMID:29796977

5）Greenblatt DJ, et al：Zolpidem and Gender: Are Women Really At Risk? J Clin Psychopharmacol. 2019 May/Jun;39（3）:189-199. PMID:30939589

「どんな人を対象にした話なのか?」を常に考えよう

すべての人に当てはまる わけではない「薬の効果」

「英単語を300個丸暗記したら、英語の偏差値が20上がりました!」

こういった学習塾のチラシが入っていたら、どう感じるでしょうか。「これはすごい! 私もまねしよう! 友人に勧めよう!」と思うでしょうか。

恐らく、多くの人はそんな風には思いません。こうした書かれ方をしているのはあくまで特殊な一例であって、すべての人に当てはまるわけではない、ということを知っているからです。

これまで英語というものを一切勉強してこなかった人が、初めて英単語を300個覚えれば、確かに偏差値は20ほど上がるかもしれません。しかし、既に偏差値65を超えるような受験生が英単語を300個新たに覚えても、恐らく偏差値はさほど変わりません。むしろ、あまり受験と関係のない単語を暗記することに時間と労力を割いた結果、他の勉強が疎かになり、偏差値は下がってしまう恐れすらあります。これでは、本末転倒です。

つまり、「英単語を300個丸暗記する」という勉強方法は、これまで英語の勉強をしたことがない人にとっては有益でも、既に受験生としてそれなりに勉強してきた人にとっては有益ではない可能性があるということです。

このように、「どんな人を対象にした話なのか?」を意識し、少し立ち止まって情報を精査することは、普段から我々が日常の中で行っている作業なのです。

● 薬の有益性も、対象となった人によって変わる

ところが、薬の情報になると、こうやって立ち止まって考えることを忘れてしまう

場合があります。

「認知症の薬を飲めば、症状の進行を少し遅らせることができる」

これは一般的によく知られている話ですが、だからといって「認知症と診断された
ら、みんな抗認知症薬を使うべきだ」と思い込んではいないでしょうか。それでは、
英語を勉強する人全員に「英単語の丸暗記」を推奨しているのと同じことになってし
まいます。

実際、「アリセプト（一般名：ドネペジル）」や「レミニール（一般名：ガランタミン）」
などの抗認知症薬は、85歳未満の患者さんを対象に臨床試験が行われ、有益性
が認められてきた薬ですが、85歳以上の患者さんでは有害事象のリスクが2倍以
上に増えることから、薬を使うことが有益でない可能性が指摘されています[1]。

ところが、今の日本では総処方量の47%、実に半分近くが85歳以上の患者さ
んに使用されており[2]、薬が安易に処方されている実情がうかがわれます（これには、
今のガイドラインが年齢を問わず薬物療法を推奨している[3]ことも影響していると
考えられています）。

こうした問題は、薬を処方する医師だけが考えるべきものでもありません。例え
ば、薬剤師が患者さんやその家族から「薬の多さ」や「副作用」、「治療にかかる費用」
に対する不安を訴えられることは、珍しいことではありません。その際、薬を服用
している患者さんが70歳なのか90歳なのかによって、服薬の重要性を説明するこ
とに時間を割くのか、あるいは薬を減らすことも選択肢の一つとして話をするのか、
薬剤師としての指導や関わり方は、大きく変わってくるからです。

薬の効果についての情報は、勉強会やパンフレットなどでも目にする機会の多い
ものですが、「どんな人を対象にした話なのか?」を意識することは、日頃の服薬指
導や処方提案にも関わってくる、非常に重要な考え方の一つです。　　（児島悠史）

参考文献

1) Buckley JS, et al：A Risk-Benefit Assessment of Dementia Medications: Systematic Review of
the Evidence.　Drugs Aging. 2015 Jun;32(6):453-67. PMID:25941104

2) Okumura Y, et al：Antidementia drug use in Japan: Bridging the research-to-practice gap.
Int J Geriatr Psychiatry. 2018 May 20 [Epub ahead of print]. PMID:29781202

3) 日本神経学会（監）「認知症疾患診療ガイドライン2017」(https://www.neurology-jp.org/
guidelinem/degl/degl_2017_00.pdf)

エイコの疑問

片頭痛の頓服薬、1カ月何回以上は使い過ぎ？

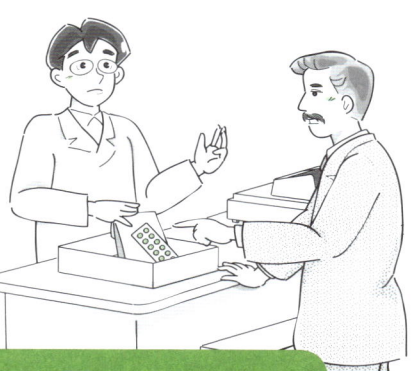

「薬物乱用頭痛」の診断基準について調べる

POINT 添付文書やインタビューフォームを参照すれば、個々の薬剤の特徴や振る舞いを知ることができるため、ひと通りの服薬指導や、患者さんからの簡単な質問への対応は問題なくできるようになります。しかし、薬剤師としての判断材料をこれらの資料だけに頼っていると、知らない間に大きなリスクを見落としてしまったり、他にもっと良い選択肢があるのに気付けなかったりと、患者さんに思わぬ不利益を与えてしまうことがあります。こうした「リスクの見落とし」や「気付けない選択肢」を減らすためにも、薬剤師は広く情報収集し、知識を増やすことが大切です。

今回は、添付文書やインタビューフォームには掲載されていないトリプタン系薬の使用回数と「薬物乱用頭痛」を例に、日本語で読める資料「診療ガイドライン」を検索・活用します。

エイコ

ヨシオ先輩、先ほどの片頭痛の患者さん、薬を受け取りに来られたのは今月2回目ですよね。薬が足りなくなったんですか？

うん、よく見ているね。頓服薬の「マクサルト（一般名：リザトリプタン）」が足りなくなった、とのことだったよ。

ヨシオ先輩

実は前回、あの患者さんに「6回分よりも、もっとたくさん薬が欲しい」と言われたんですが、使い過ぎは良くないからと説明してお帰ししたんです。添付文書にも「薬剤の使用過多」に対する注意が書かれていましたしたし…。

うん、エイコさんが書いた薬歴の記載も読んだけれど、その指導で間違ってないよ。

はい。でも、結局、薬が足りなくなって来局されたということは、患者さんに余計な手間をかけてしまっただけなのかなと思って…。特に副作用も出ていなかったようですし、1日2回までという上限量も守っておられました。それに、インタビューフォームを調べたのですが、服用回数が増えても効果が弱まったり、副作用が増えたり、身体に薬が蓄積したりといったリスクもなさそうだったので[1]、断ったのはちょっと不親切だったのかなと。

少しでも患者さんのためにできることはないかと、自分の対応を振り返る姿勢はとても良いね。でも、この患者さんについては、エイコさんの対応に問題はなかったと思うよ。むしろ親切心だけで薬を追加してしまうと、薬の使い過ぎによるリスクが問題になるね。

でも、使い過ぎって、具体的な回数が分からなくて…。

今回は、添付文書やインタビューフォームには載っていない情報を、「診療ガイドライン」で調べてみようか。

診療ガイドライン…ですか？

診療ガイドラインは、主にそれぞれの疾患に関連する学会が作成しているもので、こんなふうに定義されている 表1 。

表1　診療ガイドラインの定義

米国医学研究所（現・全米医学アカデミー）による2011年の定義
エビデンスのシステマティックレビューと、複数の治療選択肢の利益と害の評価に基づいて、患者ケアを最適化するための推奨を含む文章

Mindsによる定義
診療上の重要度の高い医療行為について、エビデンスのシステマティックレビューとその総体評価、益と害のバランスなどを考量して、患者と医療者の意思決定を支援するために最適と考えられる推奨を提示する文書

つまり、これまでの臨床試験でわかってきた治療のメリットとデメリットを踏まえて、薬の使い方や選び方の基準・優先順位、たくさんある選択肢の中からどれを選ぶのが良いかを示してくれる文書だといえる。

インターネットで読めるんですか？

中には書籍のみで発行されているガイドラインもあるけど、学会のWebサイトで無料公開されているものも多い。日本医療機能評価機構の「Mindsガイドラインライブラリ（https://minds.jcqhc.or.jp/）」には、2019年の段階で400以上の診療ガイドラインの電子データが掲載されているから、ここで探してみるのが良い。

なるほど。

「Mindsガイドラインライブラリ」のトップページにある、「診療ガイドラインを探す」の中の「キーワードから探す」のボックスに 図1 、「頭痛」と入れて検索してごらん。

図1 Mindsガイドラインライブラリ」のトップページと検索ボックス

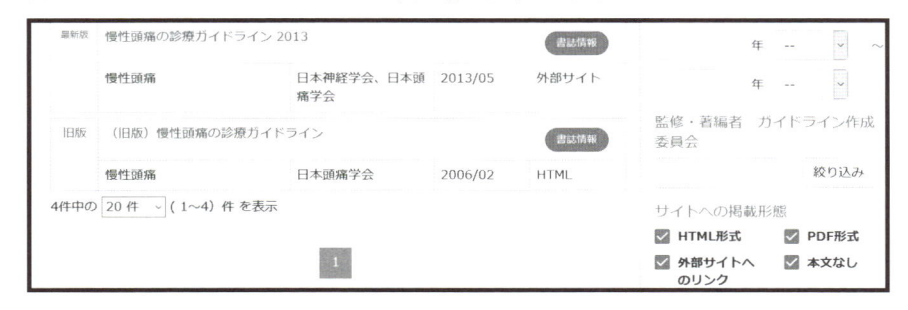

うまく検索できない場合は、「カテゴリ」や「五十音順」で探すこともできる

はい。あれっ、検索結果に「慢性頭痛の診療ガイドライン」
が2つ出てきました 図2 。同じものでしょうか？

図2 Mindsガイドラインライブラリで「頭痛」と検索した結果

いや、1つは2013年発行のもので、もう1つは2006年発行
のものだね。ガイドラインは、作成時点でのエビデンスに基
づくものだ。古い診療ガイドラインの内容は、新薬の登場
や、新しい臨床試験の報告によって、実情にそぐわなくなっ
ていることもある。だから必ず、最新版のガイドラインを参
照することが大切だよ。

ということは、今回は 2013 年発行のガイドラインを見るべき、ということですね?

そう。でも注意してほしいのは、この「Minds ガイドラインライブラリ」にすべてのガイドラインが掲載されているとは限らないことだ。発行元の学会の意向で掲載されていないこともあるし、手続きなどの事情で最新版の掲載が遅れることもあるんだ。だから目的のガイドラインが見つからない場合、ガイドラインの発行年が古い場合には、関連する学会 Web サイトを探したり、「疾患名」と「ガイドライン」のキーワードで Google 検索したりといった確認も必要だ。

今日の常識は、明日には非常識になっているかもしれない…。新しい情報を参照する大切さ、ヨシオ先輩に以前も教わったことですね。

ところで、この診療ガイドラインには頭痛の分類や予防・治療方法なんかがたくさん書いてありますが、この中のどこを読めば良いのでしょう?

ガイドラインで広く情報収集したいときや、特定の検索キーワードが思い浮かばないときは、まず目次を見てみると良い。今回のテーマに役立ちそうな項目は無いかな?

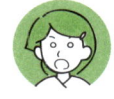

今回は薬の使用回数や使用量に関して知りたいわけだから…。あれっ、「薬物乱用頭痛」という項目があります。なんでしょう、これ?

良いところに目がとまったね。では「薬物乱用頭痛」の診断基準について見てみようか **図3** 。

図3　薬物乱用頭痛の診断基準

付録　A8.2　薬物乱用頭痛の診断基準
　　（Appendix 8.2 Medication overuse headache：Diagnostic criteria[6]）

A.　頭痛は 1 か月に 15 日以上存在する

B.　8.2 のサブフォームで規定される 1 種類以上の急性期・対症的治療薬を 3 か月を超えて定期
　　的に乱用している

　1.　3 か月を超えて，定期的に 1 か月に 10 日以上エルゴタミン，トリプタン，オピオイド，ま
　　　たは複合鎮痛薬を使用している

　2.　単一成分の鎮痛薬，あるいは，単一では乱用に該当しないエルゴタミン，トリプタン，鎮痛
　　　薬，オピオイドのいずれかの組み合わせで合計月に 15 日以上の頻度で 3 か月を超えて使用
　　　している

C.　頭痛は薬物乱用により発現したか，著明に悪化している

ガイドラインに記載された、「国際頭痛分類第 3 版（ICHD-Ⅲβ）」による診断基準

1 カ月に 15 日以上の頭痛があって、トリプタンを 1 カ月に 10 日以上使用している期間が 3 カ月以上続いている…。そういった患者さんは、薬が原因の頭痛である「薬物乱用頭痛」の可能性がある、ということですね。

そういうことになるね。では、今回の患者さんについてはどうだろう？

2 週間前に 6 錠処方されて、さらに今日、「薬が足りない」と 6 錠追加で処方されたということは…。同じペースで使い切ると 1 カ月に 10 日以上薬を使ってしまうことになります！

そうだね。この患者さんは「1 日 2 錠飲むことはほとんどない」と言っていた。1 日 1 錠だと 6 錠で 6 日分だから、今月、10 日以上使ってしまう可能性は高そうだ。

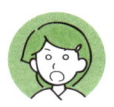

だったら、今日は「使い過ぎはダメです」と、薬を渡さない方が良かったんじゃないですか？

実は、処方医とも相談したんだけれど、「今回は追加しましょう」ということになったんだ。先月末から寒暖の差が激しい日が続いていたよね。それに、この患者さんは来月が締め切りの仕事を抱えていて、睡眠不足が続いているそうなんだ。片頭痛は、こういった気候変動や睡眠不足・ストレスで悪化する可能性もある[2]。

なるほど。今月は一時的に薬の使用頻度が増えてしまったのかもしれないけれど、この状況が3カ月以上続く可能性は低いだろう、という判断だったのですね。

そう。でも、今回の追加がきっかけで、使い過ぎになってしまう可能性もある。だから、来月も10日以上薬を使うようなら、予防薬の使用も検討した方が良いので、改めて相談してもらうように指導したよ。エイコさんが前回の薬歴をしっかり書いてくれていたおかげだ、ありがとう。

解説

薬剤の使用過多による「薬物乱用頭痛」のリスク

　片頭痛治療の第一選択薬であるトリプタンは、アセトアミノフェンやNSAIDsでは効果が不十分な痛みにも効果があり、片頭痛患者さんにとって重要な薬です。しかし、よく効くことから薬を頻繁に使ってしまうケースも多く、近年は使用過多による「薬物乱用頭痛」が問題になっています。

　ガイドラインにも記載されている「国際頭痛分類第3版 β（International Classification of Headache Disorders, 3rd beta edition criteria：ICHD-Ⅲb）」では、3カ月を超えて、トリプタンを月10日以上使用していることが「薬物乱用頭痛」の診断基準の一つに挙げられています[3,4]。そのため、この基準を超えるような使い方を続けている患者さんには注意が必要です。

ところが、「薬物乱用頭痛」に関するこのような情報は、添付文書やインタビューフォームには記載されていません。つまり情報源をこれらの資料だけに頼っていると具体的なリスクに気付けず、患者さんに適切な注意喚起を行うこともできません。こうした「気付けないリスク」を減らすためには、薬剤師が知識を増やし、必要な情報を探し出すための情報検索能力を高めることが、非常に重要です。

ガイドラインで学ぶ、薬の相対的な特徴・位置付け

自動車を選ぶとき、どういった基準で選ぶでしょうか。外見・燃費・安全性のほか、価格や大きさなど、様々な面を比較検討するはずです。外見が良ければ燃費が悪くても気にしない人、外見よりも燃費や安全性を重視する人、安ければ何でも良い人、様々な選び方があります。こうした選び方をできるのは、世の中にいろいろな特徴を持った自動車がたくさん存在しているからです。もし、世の中に自動車が1種類しかなければ、自動車を買うか買わないか、その選択しかできません。

薬も同じです。治療薬が1種類しかなければ、その薬を「使う」か「使わない」かしか選択肢はありません。しかし、治療薬が複数ある場合には、それぞれの薬の長所・短所や特徴を知り、どんな状況でどの薬をどういった優先順位で使えば良いのか、あるいは薬を使わない場合と比べて何が変わるのか、いろいろな比較検討を行って考える必要があります。

このように大量の選択肢がある中で、現場でその都度、メリット・デメリットを細かく比較することは時間的にも困難です。特に、添付文書やインタビューフォームには、薬単体のデータは掲載されていても、他の選択肢と比較したデータは少なく、情報量も限られています。そのため、複数ある治療薬の中から、どんな患者さんにはどの薬を選べば良いか、どういった治療が推奨されるのかを示した診療ガイドライン **表1** が非常に便利です。

「ガイドライン」は日本語で書かれているほか、Web上で無料公開されているものも多いため、手軽に読めることも魅力の1つです。「Mindsガイドラインライブラリ（https://minds.jcqhc.or.jp/）」には、400を超える診療ガイドラインが掲載されているので、病気や治療方法についての基本を学ぶ際にも、まずは参照したい情報です。

ただし、「ガイドライン」は多くの人にとって最適な治療方針を示してくれるものですが、それに従ってさえいれば、常にすべての人にとって

表2　ガイドラインをそのまま適用できない場合の例

1. 現場の実情に適さない
ガイドラインで推奨されている治療や薬が高額で、それを患者が希望しない場合などは、次善策を考える必要があります。
2. ガイドラインの推奨と相反する文献報告がある
特定の条件下ではガイドラインの推奨と相反する文献報告がある場合、必ずしもガイドラインの推奨に従うことが最善とは限らないことがあります（→42ページ参照）。
3. ガイドラインが発行された時期の問題
ガイドラインの発行後に登場した新薬や新しい文献報告によっては、ガイドラインの推奨が古くなってしまっていることがあります。
4. 保険制度上の問題
保険適用にない薬の使い方は、たとえガイドラインに掲載されているものであっても、都道府県によってはレセプト上の問題が生じることもあります。

　最適な選択肢を選べるというものではありません。「ガイドライン」の推奨をそのまま適用することが、場合によっては患者さんの状況にそぐわないこともあるからです 表2 。

　「ガイドライン」は、あくまで患者さんと医療者の意思決定のための「支援」のツールであり、必ず守らなければならない「規則」ではありません。本当に現場に適用しても良いかどうか、1つずつ注意深く評価する必要があります。　　　　　　　　　　　　　　　（児島悠史）

> **補足情報**

　片頭痛の予防薬にはいろいろな薬が使われますが、基本的に安価なものが多いのが特徴です。確かに予防薬は毎日続けて服用する必要がありますが、それでもトリプタン系の頓服薬を月1〜2回使った場合と薬代はほとんど変わりません。予防薬は頭痛の頻度を減らすだけでなく、経済的な負担も軽減できる選択肢といえます。

※予防薬を使った場合の例
・「ミグシス（一般名：ロメリジン）」を10mg、28日間
　　$26.30 \times 2 \times 28 = 1472.8$
・「デパケン（一般名：バルプロ酸）」を400〜800mg、28日間
　　$12.40 \times 2 \times 28 = 694.4 \sim 12.40 \times 4 \times 28 = 1388.8$
・「インデラル（一般名：プロプラノロール）」を20〜30mg、28日間
　　$13.20 \times 2 \times 28 = 739.2 \sim 13.20 \times 3 \times 28 = 1108.8$

※頓服薬を使った場合の例
・「マクサルト（一般名：リザトリプタン）」を月に2回
　　$708.50 \times 2 = 1417.0$
・「アマージ（一般名：ナラトリプタン）」を月に2回
　　$866.10 \times 2 = 1732.2$

参考文献

1）杏林製薬株式会社, マクサルトRPD錠インタビューフォーム, 2019年6月改訂.
2）Hoffmann J, et al：The influence of weather on migraine - are migraine attacks predictable？ Ann Clin Transl Neurol. 2015 Jan;2(1):22-8. PMID:25642431
3）国際頭痛学会・頭痛分類委員会（著）・日本頭痛学会・国際頭痛分類委員会（訳）「国際頭痛分類 第3版 beta版」（http://www.jhsnet.org/pdf/ICHD3_up/all_02057_2.pdf）
4）日本神経学会・日本頭痛学会（監）「慢性頭痛の診療ガイドライン2013」（http://www.jhsnet.org/GUIDELINE/gl2013/gl2013_main.pdf）

「ロサルタン」の「1日2回服用」は間違い？

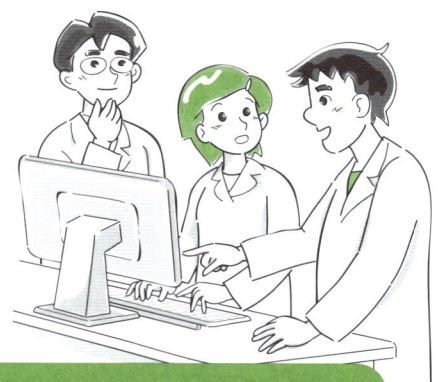

添付文書に記載がない例外的な用法を検索する

POINT　薬は、添付文書に記載された「用法・用量」を守って使うのが原則です。それが大多数の人にとって最も有効かつ安全な使い方だからです。しかし、添付文書に記載された使い方がすべての場合に最適とは限りません。特定の条件下では、そこに記載のない使い方をした方がより有効かつ安全になる可能性もあるからです。

　診療ガイドラインは、それぞれの分野の学会が、発行時点で得られている臨床試験の結果や知見に基づいて、推奨される治療法などをまとめた文書です。そのため、添付文書に記載された適応症や用法・用量とは異なる使い方をした際の有効性・安全性などが記載されている場合があります。今回は、アンジオテンシンⅡ受容体拮抗薬（ARB）について、添付文書に記載がない「1日2回投与」の根拠を、診療ガイドラインで検索します。

エイコ

ヨシオ先輩、今回からARBの「ニューロタン（一般名：ロサルタン）」が1日2回服用に変わっている患者さんがおられるんですけど、ARBは1日1回服用ですよね？入力間違いでしょうか？

おや、本当だね。入力間違いかもしれないけど、前回の薬歴も確認してもらえないかな？

ヨシオ先輩

はい。前回はニューロタン錠50mgが1日1回、夕食後で処方されています。(鈴木) タロウ先輩が薬歴にいろいろ書いています…。「午後の仕事中に血圧上昇の可能性」?

なるほど、そういうことか。せっかくだから薬歴を書いたタロウ君に解説してもらおう。タロウ君、ちょっとこっちに来られる?

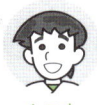

はい、ヨシオ先輩、何でしょう?

タロウ

この患者さんの「ロサルタン」が「1日2回服用」になった経緯、エイコさんに説明してあげてくれないかな。

ああ、その患者さんですね。いいですよ。

タロウ先輩、よろしくお願いします。

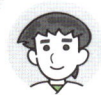

この患者さん、「ロサルタン」を1日1回で服用されていて、病院で測定した血圧もずっと安定していたんだ。だけど、前回の投薬時に「仕事中に頭が痛くなることがあるので、頭痛薬を一緒に飲んで良いですか?」と聞かれたんだ。

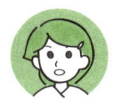

頭痛薬ですか。特に併用に問題はなさそうですが…。

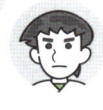

最初はそう考えたんだけど、少し気になったので、「頭痛と一緒に、耳鳴りや動悸を感じることはないですか」って確認したんだ。そうすると、「言われてみればあります」と。

頭痛や耳鳴りに動悸…。高血圧の症状かもしれないですね。

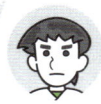

その可能性があるよね。さらに話を聞いてみると、そんな症状が出るのは午後だけだということが分かったんだ。

そうか、この患者さんはいつも朝一番に病院を受診されるから、もし午後に血圧上昇が起こっていてもわからないんですね。

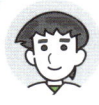

そう、そこで患者さんに、自宅や職場でも血圧を測って、その結果を医師に見せるよう伝えておいたんだ。

なるほど…。

それと併せて、医師にも「トレーシングレポート（服薬情報提供書）」で、「この患者さんは午後に血圧が上昇している可能性があります。病院で測定している朝の血圧は問題なさそうなので、薬を増量したり追加したりする前に「ロサルタン」を1日2回服用にしてみてはどうでしょうか」と提案してあったんだ。

そんな経緯があったんですね。でも、「ロサルタン」って1日1回で良い薬ですよね？ 1日2回の服用方法って、添付文書のどこかに書いてありましたか？

確かに「ロサルタン」などのARBの用法は、添付文書では1日1回になっているね。だけど、1日2回への変更も選択肢になることが、診療ガイドラインには記載されているんだよ。

また出てきましたね、診療ガイドライン。今回は、何という診療ガイドラインなんでしょうか？

図1　Googleで「高血圧」+「ガイドライン」で検索した結果

Google	高血圧 ガイドライン	🎤 🔍

すべて　　画像　　ニュース　　ショッピング　　書籍　　もっと見る　　　　設定　　ツール

約 3,990,000 件 （0.33 秒）

高血圧治療ガイドライン｜日本高血圧学会
https://www.jpnsh.jp/guideline.html ▾
日本高血圧学会：医療関係者向け情報の「高血圧治療ガイドライン」ページです。

タロウ君ありがとう、ここからは僕から説明しよう。閲覧したい診療ガイドラインの正式名称が分からなくても大丈夫。「高血圧」＋「ガイドライン」といった具合に、キーワード＋「ガイドライン」で Google 検索すると、見つけることができるよ 図1 。

見つかりました。日本高血圧学会の「高血圧治療ガイドライン」ですね。あれっ、でもWebでは公開されていないみたいです…以前の 2014 年版のものであれば読めるのですが[1]、ガイドラインは最新のものを調べた方が良いんですよね。

そうだね、内容が更新されているかもしれないからね。今回は、僕が買った 2019 年版のガイドラインを使って調べてみよう。

ありがとうございます！えっと、目次を見てみると、第5章が「降圧治療」の項目ですね。

そうだね、そこの POINT に何と書いてあるかな？

あっ、「1日2回の投与が好ましいこともある。」と書かれている箇所があります[2]。こんな使い方もあったんですね…。

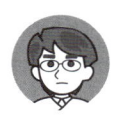

さらに「降圧薬の使い方」を読み進むと、降圧薬の効果が持続しない場合の対応がより詳しく書いてあるよ。

現在市販されている降圧薬は，臨床現場で使用されたとき，必ずしも効果が24時間は持続しないことが少なくない。家庭血圧や24時間血圧測定で得られたトラフの血圧が高値の場合，朝に服用している降圧薬を晩に服用したり，朝晩の2回に分服，あるいは晩や就寝前に追加投与することを試みる

高血圧治療ガイドライン 2019

タロウ先輩は、患者さんからの「頭痛薬を使って良いですか」という質問から血圧変動の可能性に気付いて、それを確認するために、患者さんに家庭血圧を測ってみることを提案したんですね。

うん。タロウ君は、ARBやACE阻害薬を朝夕2回に分けて服用することで1日の血圧変動を軽減できるという論文報告[3]もしっかり確認していた。だから、低血圧のリスクもある薬の増量や追加をする前に、まずは1日2回に分けてみてはどうでしょうかと自信を持って提案できたんだね。

これで頭痛が落ち着くと良いですね。次回の確認も忘れないようにします。

添付文書にない使い方は "悪" か？

　高血圧治療で使われるARB、ACE阻害薬、Ca拮抗薬などの降圧薬は、基本的に1日1回の服用でよい薬です。臨床試験の際、1日1回の服用で、24時間の安定した降圧効果を得られることが確認されているからです。

　せっかく1日1回の服用で良い便利な薬なのに、わざわざ1日2回で処方されていたら、「なぜ?」「処方ミス?」と疑問に思うのも無理はありません。薬剤師として「適応症」や「用法・用量」から外れた使い方に注意を払うことは、患者さんを医療事故から守るため、保険診療を適正に行うために、とても大切なことです。

　しかし、場合によっては添付文書の記載とは異なる例外的な使い方が、治療上必要になることもあります。特にガイドラインでも選択肢として挙げられている使い方であれば、臨床試験で有効性や安全性について報告があったり、海外では保険適用が認められていたりするなど、一定の根拠がある使い方といえます **表1** 。

　添付文書の適応症や用法・用量から外れた使い方を見つけたとき

表1　ガイドライン内で選択肢に挙げられている薬剤の例外的な使い方の例

ARB/ACE阻害薬・Ca拮抗薬の1日2回投与	高血圧治療ガイドライン2019
月経時片頭痛にナラトリプタンの1日2回投与	慢性頭痛の診療ガイドライン2013
片頭痛予防にアミトリプチリンやメトプロロールの使用	
PPIの倍量1日2回投与	胃食道逆流症診療ガイドライン2015
PPIとH₂ブロッカーとの併用	
抗ヒスタミン薬の2倍量までの増量または2種併用	蕁麻疹診療ガイドライン2018
慢性副鼻腔炎に対するマクロライド系抗菌薬の少量投与	小児滲出性中耳炎診療ガイドライン2015
メトトレキサート使用時の副作用にフォリアミン投与	関節リウマチ治療におけるメトトレキサート（MTX）診療ガイドライン2016年改訂版
レビー小体型認知症に対するメマンチンの投与	認知症診療ガイドライン2017

には、それだけを理由にいきなり疑義照会をするのではなく、「何か特別な目的があるのではないか」と、まずは診療ガイドラインなどで確認してみることをお勧めします。

　医療の最終的な目的は、患者さんにとって安全で効果的な治療を行うことです。どのような場合に、どういった例外的な使い方が安全で効果的なのか、薬剤師の立場からメリット・デメリットを比較して、使いどころを学ぶことが大切です。

　ただし、たとえガイドラインに記載があっても、適応症や用法・用量から外れた使い方は、例外的なものです。今回の事例のように「用法・用量」の通りに使っていても十分な効果が得られない場合や、「適応」のある他の薬では副作用や相互作用のリスクがある場合、あるいは薬の値段や服用・保管方法などに大きな問題がある場合など、特別な事情のもとで選択肢として挙がるもので、多くの人に対して安易に推奨されるものではないことには注意が必要です。　　　　（児島悠史）

参考文献

1）日本高血圧学会「高血圧治療ガイドライン2014」
（https://www.jpnsh.jp/data/jsh2014/jsh2014v1_1.pdf）

2）日本高血圧学会（編）：高血圧治療ガイドライン2019, ライフサイエンス出版, 東京, 2019

3）Szauder I, et al：Treatment of Hypertension: Favourable Effect of the Twice-Daily Compared to the Once-Daily (Evening) Administration of Perindopril and Losartan. Kidney Blood Press Res. 2015;40(4):374-85. PMID:26160625

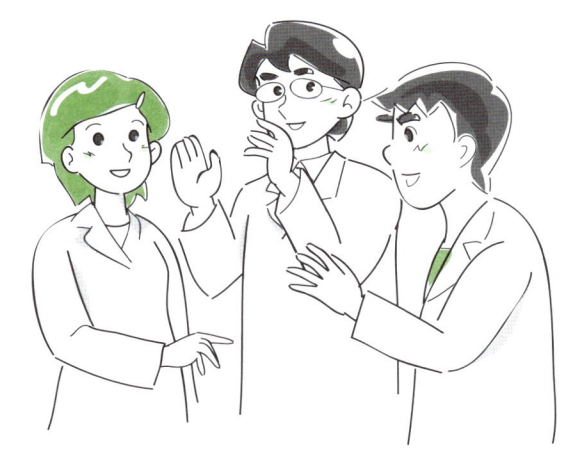

妊娠に気付かず
吐き気止めを
飲んでしまった

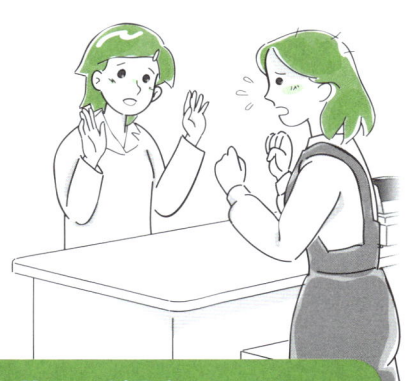

添付文書上は「禁忌」とされる薬の影響を調べる

POINT 添付文書の情報は、インターネットを使えば誰でも簡単に調べられます。そのため、患者さんが自分の薬について調べてみた結果、そこに書かれた表現に強い不安を感じてしまうことがあります。特に、「禁忌」という言葉は、「絶対に避けるべき」という意味で受け取られやすく、薬を服用した患者さんが、「取り返しのつかないことをしてしまった」と感じてしまうこともあります。しかし、医療現場での実際の運用・認識は、必ずしも「禁忌の記載がある」＝「絶対に避けるべき薬」とは限りません。

　今回は、妊娠に気付かず、添付文書上は「禁忌」とされている「ナウゼリン（一般名：ドンペリドン）」を服用してしまった患者さんに対して、過度の心配はしなくて良いことを説明するために薬の安全性情報をガイドラインで検索します。

　特に、日本語で書かれたガイドラインであれば、場合によっては患者さんに直接記載箇所を示しながら説明することも、安心してもらうための1つの方法になります。

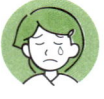

ヨシオ先輩、患者さんから質問を受けたんですけど、ちょっと返答が難しくて…。少し手伝っていただけませんか。

エイコ

エイコさん、随分困っているようだね。どうしたんだい？

ヨシオ先輩

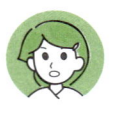

先日から原因不明の吐き気で「ドンペリドン」を服用していた患者さんなのですけど、今日、妊娠していることが分かったそうなんです。

妊娠に気付かず、妊娠悪阻（つわり）に吐き気止めを使ってしまった、ということだね。

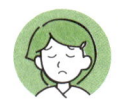

はい。それで、インターネットで「ドンペリドン」について調べたところ、「催奇形作用があるので妊婦には禁忌」という情報を見つけて、「どうして吐き気くらいで薬を飲んでしまったんだろう」と、自分を責めておられるんです。

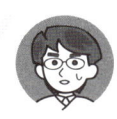

なるほど…。

「今回の妊娠は諦めた方がよいだろうか」とまでおっしゃっているのですが、どうすれば良いのでしょう…。

エイコさんは、どんな説明をしたのかな？

添付文書には動物実験の結果しか記載されていなかったんです 図1 。そこで、以前教えていただいた「オーストラリア医薬品評価委員会の安全性評価」（→26ページ参照）をインタビューフォームで調べてみたところ、「ドンペリドン」は「B2」の分類だと分かりました。「B2」は胎児への明らかな悪影響が確認されている薬ではないので、「気付いた時点で中止や他の薬への切り替えを行えば大丈夫ですよ」と患者さんに説明しました。

うん、その説明で間違っていないよ。確かに、大規模な疫学調査で安全性が認められた薬ではないけれど、妊娠の継続に大きな問題はなさそうだね。

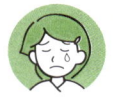

はい。でも、私の説明では安心してもらえなかったみたいで…。もう少し何か、患者さんの安心につながる情報を示せないかなと思いまして。

図1 ナウゼリンの添付文書に記載されている内容

> など注意りること。
> **6. 妊婦、産婦、授乳婦等への投与**
> 　1）妊婦又は妊娠している可能性のある婦人には投与しな
> 　　いこと。〔動物実験（ラット）で骨格、内臓異常等の催奇
> 　　形作用が報告されている。〕

ヒトではなく、ラットで催奇形作用があったことを理由に、禁忌の設定がされている。

患者さんに安心してもらうための情報か…。そうだな、今回も診療ガイドラインが役立ちそうだ。診療ガイドラインは日本語で書かれているから、患者さんに該当箇所を示しながら説明すると良いかもしれない。

なるほど、そういう使い方もあるんですね。

妊娠中の薬で困ったときは、まず「産婦人科診療ガイドライン」を見てみよう。「産婦人科　ガイドライン」でGoogle検索すれば、すぐに見つかるよ 図2 。

図2 Googleで「産婦人科　ガイドライン」と検索した結果

> Google　　産婦人科 ガイドライン
>
> すべて　　画像　　ニュース　　ショッピング　　地図　　もっと見る　　設定　　ツール
>
> 約 14,600,000 件 （0.40 秒）
>
> ガイドライン | 公益社団法人 日本産科婦人科学会
> www.jsog.or.jp/modules/about/index.php?content_id=16 ▾
> ガイドライン 更新日時：2018年8月17日 産婦人科診療ガイドライン―婦人科外来編
> 2017 (10,272KB) ・ 産婦人科診療ガイドライン―産科編2017 (7,984KB) ・ ホルモン補充療法ガイ
> ドライン2017 ☆上記ガイドラインのご購入はこちらの刊行物ページをご覧
>
> [PDF] 産婦人科 診療ガイドライン ―産科編 2017 - 日本産科婦人科学会
> www.jsog.or.jp/activity/pdf/gl_sanka_2017.pdf
> 2014/12/05 - 日本産科婦人科学会と日本産婦人科医会の共同編集による『産婦人科診療ガイドライン

はい、見つかりました。この診療ガイドラインの文書内で、「ドンペリドン」で検索ですね…。あっ、ありました。「添付文書上いわゆる禁忌の医薬品のうち、妊娠初期に服用・投与された場合臨床的に有意な胎児への影響はないと判断して良い医薬品」、その一つに挙げられています！ 図3

図3　産婦人科診療ガイドラインの中で「ドンペリドン」を検索した際の画面

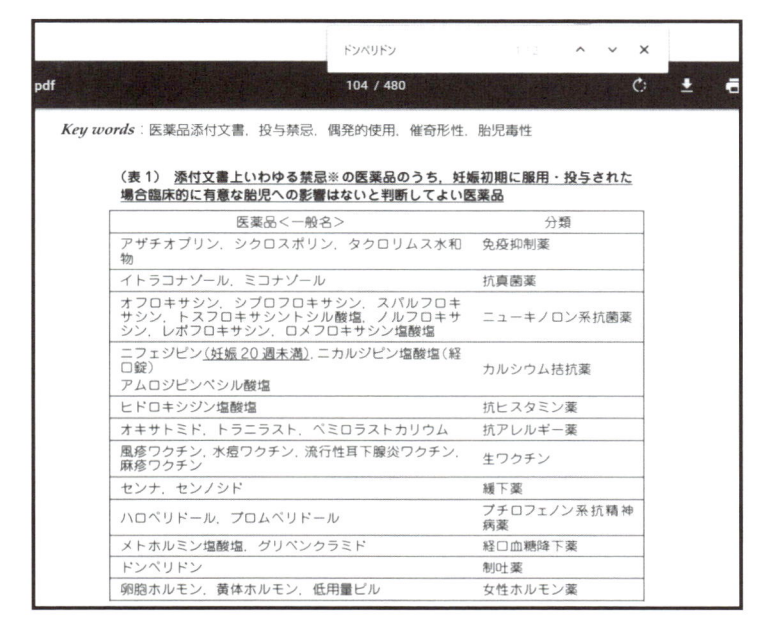

以前も話したけれど、添付文書では妊娠中の服用が「禁忌」の薬であっても、現場での運用実態や認識は異なることも多い。もちろん良い代替案があるなら別の薬を選んだ方が良いけど、今回の場合でも、妊娠継続を諦めたり、自分を責めたりする必要はない、と言えるんじゃないかな。

はい、これを見せながら、「ちゃんとガイドラインでも大丈夫だと書かれていますよ」と説明してみます。

エイコさん、ちょっと待った。

はい？何かダメなところ、ありました？

薬剤師が妊婦さんに対して、安易に「大丈夫」と言うと、「まったくリスクがない」と受け取られてしまいかねない。薬を飲んでいなくても、一定の割合で流産や先天異常は起こるよね。そのときに、「やっぱり薬を飲んだからだ…」「薬剤師は大丈夫って言ったのに…」と思われるかもしれないよ。

な、なるほど…確かに。…では、「薬を飲まなくても流産や先天異常のリスクはあります。でも、「ドンペリドン」がそのリスクをさらに高めることはないと考えられています」といった伝え方でどうでしょうか？

うん、その方が良いね、がんばって！

解説

妊娠中の「吐き気止め」と、添付文書やインタビューフォームの表現

　「ナウゼリン」などの「ドンペリドン」製剤は、妊娠または妊娠している可能性のある女性に対しては「禁忌」とされています[1]。これは、ラットに 200mg/kg の高用量で使用した際に、催奇形作用が生じたとの報告[2]があるからです。

　ところが、患者さんが妊娠に気付かず、原因不明の吐き気に「ドンペリドン」を服用していたところ、実は妊娠悪阻（つわり）であったことが後になって判明した、といった事例はよくあります。その際、インターネットで患者さんが添付文書情報を検索し、「禁忌」という言葉を見つけて、「なぜ薬を飲んでしまったのか」と自分を責めたり、場合によっては「今回の妊娠を諦めるべきか」と深刻に悩んだりするケースも少なくありません。

　しかし、これまでに「ドンペリドン」がヒトで大きな先天異常を引き起こす原因になったとの報告はありません。また、日本産科婦人科学会・日本産婦人科医会の「産婦人科診療ガイドライン」でも、「妊娠初期に服用・投与された場合臨床的に有意な胎児への影響はないと判断して良い」薬剤の一つとして記載されています[3]。実際に、小規模な研究ではありますが、催奇形性が増えることはないことを示す報告もあります[4]。

　ただし、同じ吐き気止めであっても、「ドンペリドン」よりも「プリンペラン（一般名：メトクロプラミド）」の方が安全性が高いとの報告は多い[5,6,7]ため、妊娠が判明した後も薬を継続する場合には、「メトクロプラミド」への切り替えを考えた方が良いかもしれません。

　添付文書やインタビューフォームは、信頼性が高く有益な情報源です。しかし、患者さんがその記載表現にとらわれて、無用な不安や後悔に苛まれてしまうこともあります。そういった事態に対処するためにも、薬剤師は「禁忌」や「警告」などの背景を深く理解し、納得のいく説明や対応・代替案の提示をできるようにしておく必要があるのです。

妊娠中の薬についての説明では
特に慎重な言葉選びを

　薬剤師が妊娠中の服薬について「大丈夫です」と安易に説明すると、それは「リスクは0％である」という意味だと捉えられてしまう恐れがあります。しかし、実際には薬を飲んでいない自然な場合でも、流産は15％、先天異常は2〜3％程度の確率で生じるとされています[8]。「安全性が確認されている薬」というのは、あくまでベースラインのリスクがその薬によって高まることはないという意味であることを、正確に伝える必要があります。

　自然に起こった流産や先天異常までを「薬が原因で起きたもの」だと患者さんが思い込み、自身の行動を後悔したり、医療に対する不信感を募らせたりするような事態は避けなければなりません。薬剤師の言葉は、患者さんの人生を大きく左右しかねないことを念頭において、「大丈夫」や「問題ない」といった曖昧な言葉による説明は避けるなど（→18ページ参照）、妊娠中の薬について説明する際は、特に慎重な言葉選びをする必要があります。　　　　　　　　（児島悠史）

参考文献

1) 協和キリン株式会社：ナウゼリン錠インタビューフォーム, 2019年7月改訂.

2) 原卓司, 他：KW-5338の安全性に関する研究〔第3報〕- 生殖に及ぼす影響に関する試験 - 経口投与による妊娠前および妊娠初期投与試験, 器官形成期投与試験および周産期および授乳期投与試験. 薬理と治療. 1980年8巻11号 p.4045-60.

3) 日本産科婦人科学会・日本産婦人科医会「産婦人科診療ガイドライン- 産科編2017」（http://www.jsog.or.jp/activity/pdf/gl_sanka_2017.pdf）

4) Choi JS, et al：Fetal and neonatal outcomes in women taking domperidone during pregnancy. J Obstet Gynaecol. 2013 Feb;33(2):160-2. `PMID:23445139`

5) Berkovitch M,et al：Metoclopramide for nausea and vomiting of pregnancy: a prospective multicenter international study.Am J Perinatol. 2002 Aug; 19(6): 311-6. `PMID:12357422`

6) Berkovitch M, et al: Fetal effects of metoclopramide therapy for nausea and vomiting of pregnancy. N Engl J Med. 2000 Aug 10;343(6):445-6. `PMID:10939907`

7) Sørensen HT,et al： Birth outcome following maternal use of metoclopramide. The Euromap study group. Br J Clin Pharmacol. 2000 Mar;49(3):264-8. `PMID:10718782`

8) 伊藤真也, 他（編）：妊娠と授乳, 改訂2版, 南山堂, 東京, 2014.

「ロキソプロフェン」と「セレコキシブ」、消化性潰瘍のリスクが高いのは？

添付文書やインタビューフォームには、副作用の発現頻度が記載されていますが、2つの添付文書を見比べ、そこに書かれた数字を単純に比較して「こちらの薬の方が副作用は少ない」と考えてしまうことはないでしょうか。

例えば、鎮痛薬としてよく使われる「ロキソニン（一般名：ロキソプロフェン）」と「セレコックス（一般名：セレコキシブ）」は、どちらの薬も添付文書には副作用として「消化性潰瘍」が挙げられていますが、その頻度はロキソニン錠で0.05～0.1%未満、セレコックス錠で0.2%と記載されています 図1 図2 。この数値だけを比較すると、「ロキソプロフェン」よりも「セレコキシブ」の方が2～4倍近く消化性潰瘍を起こしやすいように思えてしまいます。しかし、この副作用頻度はどのように算出されたものなのか、その根拠を調べてみると、以下のようなことが分かります。

図1 ロキソニン錠 添付文書：消化性潰瘍（0.05～0.1%未満）

（3）その他の副作用

	0.1～1%未満	0.05～0.1%未満	0.05%未満	頻度不明
過敏症	発疹	そう痒感	蕁麻疹	発熱
*消化器	腹痛、胃部不快感、食欲不振、悪心・嘔吐、下痢	消化性潰瘍、便秘、胸やけ、口内炎	消化不良	口渇、腹部膨満、小腸・大腸の潰瘍[注]
循環器				血圧上昇

図2 セレコックス錠 添付文書：消化性潰瘍（0.2%）

それで潰瘍合併症は予防ではなく是正し、適切な処置を行うこと。
2）消化性潰瘍（0.2%）、消化管出血（0.1%未満）、消化管穿孔（頻度不明[注]）：消化性潰瘍、消化管出血、消化管穿孔（メレナ）等の症状が報告されているので、吐血、下血等の発現が認められた場合は投与を中止し、適切な処置を行うこと。
3）心筋梗塞、脳卒中（いずれも頻度不明[注]）：心筋梗塞、

Ⅷ. 安全性（使用上の注意等）に関する項目

(4)項目別副作用発現頻度及び臨床検査値異常一覧

時　期	承認時迄の調査	使用成績の調査の累計〔1986年3月1日から1992年2月29日〕	「急性上気道炎」効能追加承認時の調査	計
副作用調査症例数	1,700 例	11,511 例	275 例	13,486 例
副作用発現症例数	163 例	232 例	14 例	409 例
副作用発現症例率	9.59%	2.02%	5.09%	3.03%
副作用の種類	副作用の種類別発現件数(%)			
胃　潰　瘍	－	8(0.07)	－	8(0.06)
十二指腸潰瘍	－	2(0.12)	－	2(0.01)

▲ 全症例1万3486例中、胃潰瘍と十二指腸潰瘍が合計10例あり、0.074%になる

・承認時までの調査（1700例）
・1986年3月1日〜1992年2月29日までの使用成績調査の累計（1万1511例）
・「急性上気道炎」の効能が追加承認された際の調査（275例）
　以上で報告された10件の副作用から算出した数字（0.074%：10/1万3486）と考えられます[1]。

■セレコックス錠「臨床に関する概括評価」

ナリシスを実施した. 本メタアナリシスにおいて，セレコキシブ及び非選択的 NSAID におけ
る潰瘍形成及び潰瘍出血の発現率は，セレコキシブ 1 日 200〜400mg の投与群で 0.2%，非選択
的 NSAID 群では 0.6%であった（相対リスク 0.35，95%CI: 0.22-0.56）（表 2.7.4.6.3）.

▲インタビューフォームには記載されていないため、メーカー資料を検索する

・関節リウマチや変形性関節症の患者を対象に、2週間以上薬を投与した17の臨床試験
　（2万2075例）の結果から得られた数字（0.2%：44/2万2075）と考えられます[2]。

　つまり、ロキソニン錠の「0.05 〜 0.1%未満：10/1万3486」という数字の分母
には、関節リウマチや変形性関節症だけでなく、腰痛症や頸肩腕症候群などのほ
か、抜歯後や上気道炎の痛みに対する単回投与（頓服）の症例も含まれていること
になります。一方で、セレコックス錠の「0.2%（44/2万2075）」という数字の分
母には、関節リウマチと変形性関節症の患者さん、それも薬を2週間以上投与し
た症例しか含まれていません。

　当然、母集団となる患者さんの背景や薬の投与期間が異なれば、副作用の出る

図3　添付文書に記載された消化性潰瘍の「頻度」

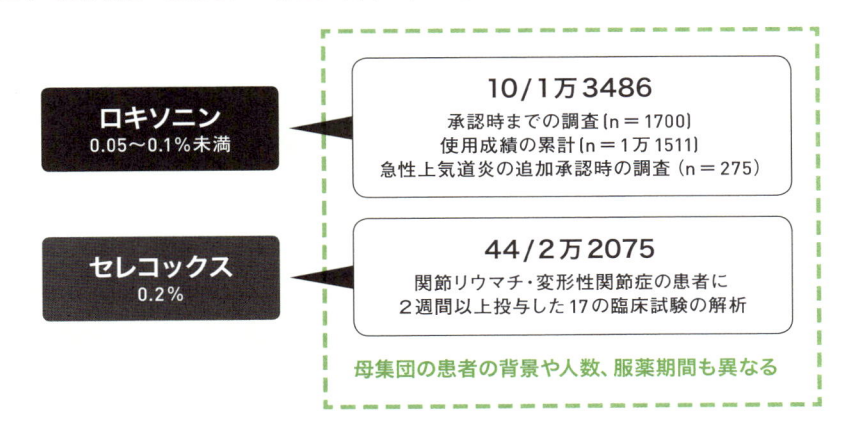

ロキソニン
0.05～0.1%未満

10/1万3486
承認時までの調査（n＝1700）
使用成績の累計（n＝1万1511）
急性上気道炎の追加承認時の調査（n＝275）

セレコックス
0.2%

44/2万2075
関節リウマチ・変形性関節症の患者に
2週間以上投与した17の臨床試験の解析

母集団の患者の背景や人数、服薬期間も異なる

頻度は変わります。そのため、この2つの数字を並べただけでは、どちらの薬で副作用が多いかを語ることはできません。

　「ロキソプロフェン」と「セレコキシブ」の副作用リスクをより正確に比較しようと思ったら、同じ背景の患者さんを同じくらいの数で集めて、同じ期間だけ薬を飲ませた結果、消化性潰瘍がそれぞれどの程度起こるのか、を比べなければなりません。

　実際に、関節リウマチ・変形性関節症・腰痛症の患者さんに薬を4週間投与した際の消化性潰瘍の発生頻度は、「ロキソプロフェン」で「0.67%（8/1190）」、「セレコキシブ」で「0.08%（1/1184）」と、「セレコキシブ」の方が少なかったことが報告されています[3]。こちらの数字を比較する方が、より妥当と思われます。

　添付文書の記載事項は、薬剤師にとって重要な判断材料・情報源ですが、警告表記の有無や（→**82ページ参照**）、副作用発現頻度の数字だけを単純に比較してしまうといった誤った扱い方で、患者さんの不利益につながるような判断や提案をしてしまわないよう、十分な注意が必要です。　　　　　　　　　　　　　（**児島悠史**）

参考文献

1）第一三共株式会社：ロキソニン錠　インタビューフォーム , 2018 年 3 月改訂

2）Moore RA,et al：Tolerability and adverse events in clinical trials of celecoxib in osteoarthritis and rheumatoid arthritis: systematic review and meta-analysis of information from company clinical trial reports.　Arthritis Res Ther. 2005;7(3):R644-65. PMID:15899051

3）Sakamoto C, et al：Efficacy and safety of the selective cyclooxygenase-2 inhibitor celecoxib in the treatment of rheumatoid arthritis and osteoarthritis in Japan. Digestion. 2011;83(1-2):108-23. PMID:21042022

「バルプロ酸」と「テビペネム」の併用、3日間なら大丈夫？

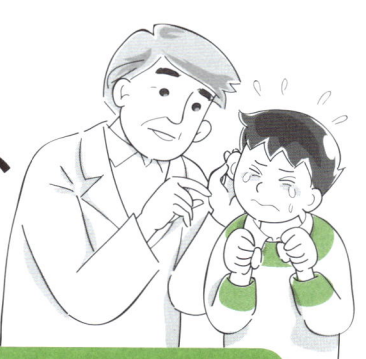

併用禁忌の薬で起こるリスクの詳細を調べる

POINT 医師が処方を決める際に役立つような、薬学的な情報を提供することは、薬剤師の重要な仕事の一つです。例えば、薬の飲み合わせについて問い合わせを受けた際、「添付文書に併用禁忌と記載されているからダメです」と答えるだけでは少し情報不足です。実際に併用した際の具体的なリスクが分からなければ、他に選択肢がない場合には可能性の一つとして考えても良いものなのか、それともまったく選択肢にはなり得ないものなのかという判断ができないからです。

しかし、添付文書やインタビューフォーム・ガイドラインにはこうした具体的なリスクの詳細が書かれていない場合があります。今回は「デパケン（一般名：バルプロ酸）」と「オラペネム（一般名：テビペネム）」の併用禁忌を例に、実際に併用したときの影響を探るために論文を活用します。

※具体的な論文検索の方法については91ページからの「応用編」で改めて解説します。

 プ、ル、ル、ル

北里先生 長井先生、こんにちは。北里クリニックの北里です。また少し教えてもらえませんか。「バルプロ酸」と「テビペネム」を併用した場合の、具体的なリスクを知りたいんです。

北里先生、こんにちは。併用禁忌の薬をあえて併用した場合に、具体的にどんな問題が起こるのか、ということですね。  **ヨシオ先輩**

ええ。実は、10歳の小児患者さんの中耳炎の治療で「テビペネム」を使いたいんですが、てんかんの治療で「バルプロ酸」を服用中なんです。添付文書では、併用すると「バルプロ酸」の血中濃度が低下するから禁忌とされているんだけど、具体的な記載がないでしょう？例えば3日間だけの併用でも、大きな問題になるんでしょうか？

なるほど。中耳炎の治療を優先して、短期間だけ「テビペネム」と「バルプロ酸」を併用するのは選択肢になるかどうか、ということですね。

けっこう中耳炎が重症なんですが、この子は「ペニシリン」のアレルギーみたいだし、以前、「オゼックス（一般名：トスフロキサシン）」でひどい下痢を起こしたこともあるんです。それで今回は、「テビペネム」が使えないかと考えているんです。

なるほど、分かりました。少しお時間ください。折り返しご連絡します。

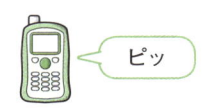
ピッ

エイコ

併用禁忌についての問い合わせですか？

うん。「バルプロ酸」と「テビペネム」の併用について、3日間限定なら選択肢になるか教えてほしいそうだ。

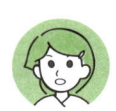
お話が聞こえてきたのでオラペネム小児用細粒のインタビューフォームを調べてみました。確かに、「バルプロ酸」と他のカルバペネム系抗生物質を併用した際にてんかん発作が再発したので禁忌にした、とは書かれていますが、「テビペネム」との併用で、具体的にどのくらい「バルプロ酸」の血中濃度が低下するのかは書かれていませんね。「併用例での情報はない」と書かれています 図1 。

図1　オラペネム小児用細粒のインタビューフォームに記載された併用禁忌の情報

7．相互作用

（1）併用禁忌とその理由

［併用禁忌］（併用しないこと）

薬剤名等	臨床症状・措置方法	機序・危険因子
バルプロ酸ナトリウム（デパケン、バレリン、ハイセレニン等）	バルプロ酸の血中濃度が低下し、てんかんの発作が再発するおそれがある。	発現機序は不明。

（解説）

他のカルバペネム系抗生物質で、バルプロ酸製剤の併用時にバルプロ酸の血中濃度が低下し、てんかんの発作が再発することが知られているので設定した[6]。本剤の臨床試験時にはバルプロ酸を併用禁止薬としたため、併用例での情報はなくその他の薬物相互作用に関する情報もない。

そうだね。相互作用が起こるメカニズムやリスクの詳細について、添付文書やインタビューフォームには記載がない。てんかんの診療ガイドラインでも「カルバペネム系抗菌薬はバルプロ酸の血中濃度を大幅に下げるので禁忌」という注意喚起の記載はあるけど、「テビペネム」による具体的な影響は書かれていない[1]。

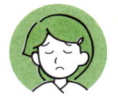

北里先生には、「添付文書やガイドラインに禁忌と書かれているから、やっぱり併用はダメです」って伝えるしかないんでしょうか？

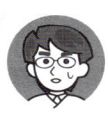

禁忌は承知のうえでの相談だから、その返答ではあまり助けにならないよね。医師が処方を決める際に、薬学的な情報を判断材料の一つとして提供することは、薬剤師のとても大切な仕事なんだ。何かもう少し手がかりになる具体的な情報を北里先生に提供したいところだね。少し論文検索をしてみようか。

えっ、論文検索ですか。

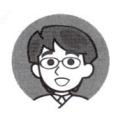

論文検索ができるようになると、情報収集力は大きくレベルアップするよ。エイコさんにも是非できるようになってほしいんだけど、今日はとりあえず、論文でどんなことが分かるか見ていてもらおうかな。

はい、分かりました。

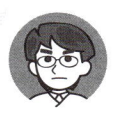

既にリスクが予測できている薬の併用を、実際に試したらどんな害があるのか…?なんて人体実験は、当然できない。でも、偶発的に併用してしまったときにどんな影響が出たか、という症例なら、論文として報告されているかもしれない。

なるほど。

個別の論文にはそういった症例数の少ない報告もまとめられているので、添付文書やインタビューフォーム・ガイドラインなどには記載されていない情報を見つけられることがある。判断材料が少ないときには、そういった論文の情報がとても重要になってくる。

今回はそれが、論文検索をする目的ということですね。

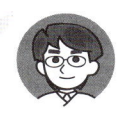

そうだね。さて、じゃあ「バルプロ酸」と「テビペネム」の併用について、「PubMed」で検索してみよう 図2。PubMedというのは、米国国立医学図書館内にある国立生物工学情報センター（NCBI：National Center for Biotechnology Information）が提供している検索サービスのことだ。また改めて説明するけれど、医学論文を検索するときは、このPubMedの活用が基本になる。

参考になりそうな論文が1つ出てきた。…6歳のてんかん患者さん、「バルプロ酸」の服用で9カ月間てんかん発作を起こさず安定していたが、偶発的に「テビペネム」を160mg/日で服用したところ、服用初日にてんかん発作を起こした、という症例報告だ[2]。

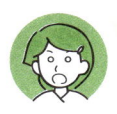

ええっ、服用初日からですか!

図2 PubMedで「valproic」+「tebipenem」のワードで検索した結果

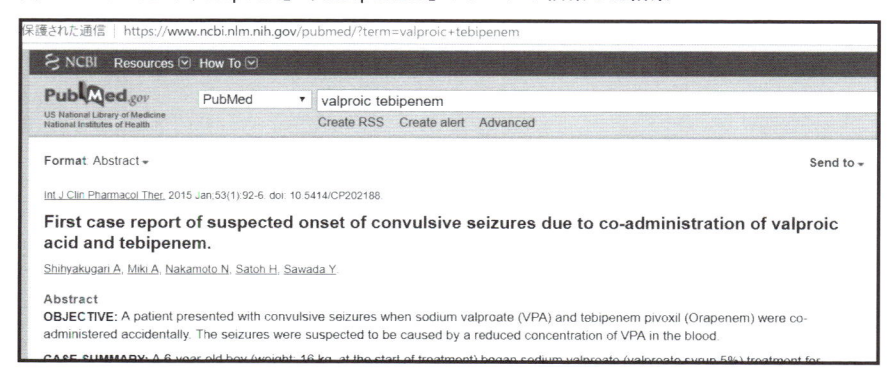

PubMed（https://www.ncbi.nlm.nih.gov/pubmed/）で、それぞれの薬剤名を入力して検索すると、1つの論文が表示される。

あくまで1例の報告だけどね。初日から「バルプロ酸」の血中濃度が30.0μg/mLより低くなって、最適な治療域を下回ったとある。たとえ短期間の併用でも危険な可能性があるね。

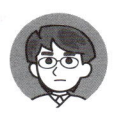

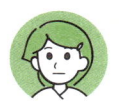

他に何か参考になる報告はないんですか？

実は、同じカルバペネム系抗菌薬の「メロペン（一般名：メロペネム）」と併用した場合、「バルプロ酸」の血中濃度がやはり低下し、治療域まで回復するのに2週間くらいかかったという報告もあるんだ[3]。だから、「テビペネム」でも同じように影響は大きいのかもしれないね。

…ということは、やっぱり選択肢として考えるのは難しそうですね。北里先生にはどう伝えれば良いのでしょう？

そうだね、この論文を添えて、「短期間でも『バルプロ酸』と『テビペネム』の併用は避けた方が良さそうです」と伝えることになるかな。ただ、北里先生が患者さんについて、「ペニシリンのアレルギーみたい」と言っていたのが少し気になるね。

何が気になるんですか？

多分、患者さんの自己申告だと思うんだけど、曖昧な記憶や記録から「ペニシリンアレルギー」だと思い込んでいることはよくある。きちんと調べてみたら、実はアレルギーではなかった、なんてケースも結構多いんだ[4]。

なるほど。だとすると、一度しっかり患者さんやお母さんに話を聞いてみて、疑わしければ、検査してみるのも良いかもしれないですね。

それから「『トスフロキサシン』で下痢をしたことがある」という話もあったけど、整腸剤や下痢止めを併用しながらであれば、それこそ3日くらいなら大丈夫かもしれない。その辺りを提案してみようか。

医学論文を読めば、添付文書やインタビューフォームだけでは分からない情報が得られる

　「カルバペネム系抗菌薬」は、「バルプロ酸」のグルクロン酸抱合代謝を亢進することで、血中濃度の低下や半減期の短縮といった相互作用を起こすと考えられています[5,6]。実際に、この相互作用によっっててんかんの治療・コントロールに悪影響を及ぼし、てんかん発作を再発させることが報告されたため、1996年に「バルプロ酸」と「カルバペネム系抗菌薬」は併用禁忌に指定されました[7]。

　「テビペネム」は2009年に発売された、「カルバペネム系抗菌薬」の中では比較的新しい薬です。開発時には、既に他の「カルバペネム系抗菌薬」と「バルプロ酸」が併用禁忌に指定されていたことから、臨床試験で「バルプロ酸」と併用されることはありませんでした **表1**。そのため、併用した場合に血中濃度や半減期にどのくらい影響するのか、添付文書やインタビューフォームを参照しても、具体的なデータは記載されていません。

　こうした場合に役立つのが、医学論文です。医学論文を調べると、添付文書やインタビューフォームだけではわからない有益な情報が見つかることがあります。今回のように、併用禁忌の薬を偶発的に併用してしまったときに、どういった背景の患者さんが、どのくらいの量を服用した際に、どんな影響がいつ頃出たのか、という詳細な副作用の

表1　カルバペネム系抗菌薬の発売年と、禁忌についての記載

発売年	商品名	一般名	禁忌についての記載
1997年	チエナム（静注）	イミペネム	本剤との併用で、てんかん発作の増加を認めた症例が報告されている。
1993年	カルベニン（静注）	パニペネム	1996年 バルプロ酸と併用禁忌に指定
1995年	メロペン（静注）	メロペネム	（臨床試験の段階から併用禁止）
2002年	オメガシン（静注）	ビアペネム	他のカルバペネム系抗菌薬との併用で、てんかん発作の増加を認めた症例が報告されている。
2005年	フィニバックス（静注）	ドリペネム	
2009年	テビペネム（経口）	オラペネム	

内容を知ることができるからです。

禁忌の程度を知ったうえで、具体的な情報提供を

　今回の事例のように、医師が処方を決定する際に重要な判断材料となる薬学的情報を提供することは、薬剤師の極めて重要な仕事です。「禁忌」の程度を考えることなく、「禁忌と書かれているからダメ」というところで思考停止してしまうと、他に選択肢がない場合には可能性の一つとして考えられるものなのか、明らかにリスクが上回るため選択肢とはなり得ないのか、具体的なメリット・デメリットを天秤にかけて検証することができません。

　実際、添付文書で「禁忌」とされているものには、そのリスクに様々な「程度」があります。中には、有益性や安全性の報告が蓄積されたことで、禁忌が解除されるケースもあります 表2 。しかし、こうした添付文書の改訂には時間がかかるため、現場では「禁忌」であってもあえて使うといったケースも起こり得ます（当然、その処方に「禁忌だからダメです」という紋切り型の疑義照会をしても意味がありません）。

　逆に、添付文書では「禁忌」と書かれていなくても、実際に多くのリスクが報告されているような場合（→13ページ参照）には、薬剤師として必要な助言・注意喚起を行う必要があります。添付文書やインタビューフォーム・ガイドラインの記載は重要な判断基準になりますが、

表2　「禁忌」の指定が解除された例

薬剤	従来の禁忌・警告と解除された年月
スタチン（HMG-CoA還元酵素阻害薬）	フィブラートとの併用禁忌（2018年9月に調査会で了承）
免疫抑制薬（タクロリムス、シクロスポリン、アザチオプリン）	妊婦に対する禁忌（2018年6月）
「エピペン」などのアドレナリン製剤の注射	α遮断作用のある抗精神病薬との併用禁忌（2018年3月）
禁煙補助薬「バレニクリン」	精神疾患の悪化に関する警告（2017年7月）
DPP-4阻害薬（シタグリプチン）	重度腎機能障害患者への禁忌（2014年11月）
αβ遮断薬（ラベタロール）	妊婦に対する禁忌（2011年6月）
Ca拮抗薬（ニフェジピン）	妊婦に対する禁忌（2011年6月）
片頭痛治療薬（ナラトリプタン、スマトリプタン）	カフェインとの併用禁忌（2010年11月）
ステロイドの点鼻薬	高血圧・糖尿病患者への禁忌（2005年6月）

「禁忌」や「推奨」といった言葉だけを鵜呑みにするのではなく、原典に当たって有益性やリスクの「程度」まで把握することが重要です。

（児島悠史）

　「ペニシリンアレルギー」だと自己申告している人は、そうでない人と比べて広域の抗菌薬を使われる機会が増えるため、耐性菌の発生リスクが高くなり[9]、また治療コストも高くなってしまう[10]傾向にあることが報告されています。アレルギーの可能性がある薬を避けることは確かに重要ですが、どの抗菌薬でも起こる軽い軟便などの副作用で安易にペニシリン系の薬を選択肢から外してしまうことも、非常に大きな不利益を伴う判断であることに注意が必要です。

参考文献

1) 日本神経学会（監）「てんかん診療ガイドライン2018」
（https://www.neurology-jp.org/guidelinem/epgl/tenkan_2018_00.pdf）

2) Shihyakugari A, et al：First case report of suspected onset of convulsive seizures due to co-administration of valproic acid and tebipenem. Int J Clin Pharmacol Ther. 2015 Jan;53(1):92-6. PMID:25407257

3) Haroutiunian S,et al：Valproic acid plasma concentration decreases in a dose-independent manner following administration of meropenem: a retrospective study. J Clin Pharmacol. 2009 Nov;49(11):1363-9.
PMID:19773524

4) Mill C, et al：Assessing the Diagnostic Properties of a Graded Oral Provocation Challenge for the Diagnosis of Immediate and Nonimmediate Reactions to Amoxicillin in Children.JAMA Pediatr. 2016 Jun 6;170(6):e160033.
PMID:27043788

5) MSD株式会社：チエナム点滴静注用インタビューフォーム, 2019年3月改訂.

6) 塩野義製薬株式会社：フィニバックス点滴静注用インタビューフォーム,2019年10月改訂.

7) 厚生労働省：医薬品副作用情報 No.137,1996年5月

8) Meiji Seikaファルマ株式会社：オラペネム小児用細粒インタビューフォーム,2019年4月改訂.

9) Macy E, et al：Health care use and serious infection prevalence associated with penicillin "allergy" in hospitalized patients: A cohort study. J Allergy Clin Immunol. 2014 Mar;133(3):790-6. PMID:24188976

10) MacLaughlin EJ, et al：Costs of beta-lactam allergies: selection and costs of antibiotics for patients with a reported beta-lactam allergy. Arch Fam Med. 2000 Aug;9(8):722-6. PMID:10927711

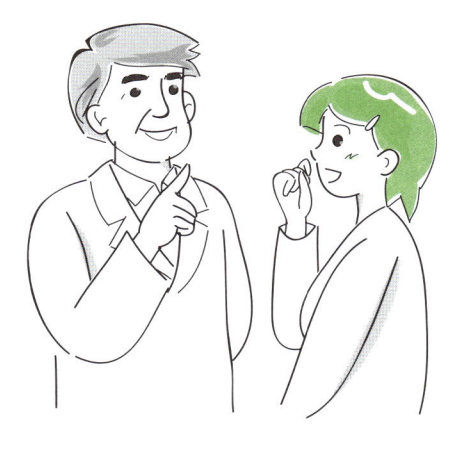

エイコの疑問

「チアマゾール」と「プロピルチオウラシル」、副作用のリスクが高いのは？

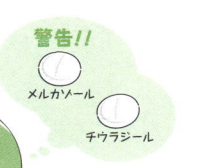

類似薬を比較検討したデータを調べる

POINT 添付文書やインタビューフォームに記載された副作用の頻度は、あくまで臨床試験の際に確認されたものです。臨床試験で対象となる患者さんの背景は薬によって様々に異なるため、この数字を単純に比較して、どちらの薬で副作用が多い・少ないと判断することはできません。

今回は、甲状腺機能亢進症の治療薬である「メルカゾール（一般名：チアマゾール）」と「チウラジール（一般名：プロピルチオウラシル）」をテーマに、それぞれの薬でまれに起こる血液系の副作用について、添付文書やインタビューフォームの記載内容と実際のリスクがどう違うのか、医学論文を使って検証します。

※具体的な論文検索の方法については91ページからの「応用編」で改めて解説します。

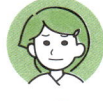
エイコ

う～ん…う～ん…。

どうしたんだいエイコさん、随分と悩んでいるみたいだけど。

ヨシオ先輩

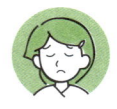
あっヨシオ先輩。実は、バセドウ病の薬についてなんですけど、添付文書やインタビューフォームの記載と、実際の薬の使い方が矛盾しているように感じるんです。

矛盾？どの辺に矛盾を感じたのかな？
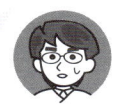

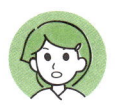

「チアマゾール」の添付文書を見ると、無顆粒球症の副作用について、赤文字で「警告」が記載されていますよね。そして、それを防ぐために定期的な血液検査が必要だ、ということも強調されています。でも「プロピルチオウラシル」の添付文書にこうした「警告」は書かれていないんです 図1 。

図1　メルカゾール錠とチウラジール錠の添付文書

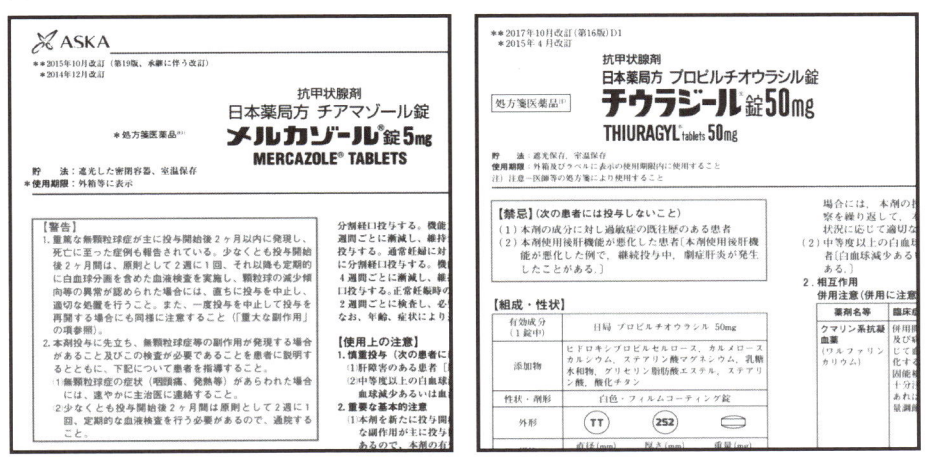

無顆粒球症に対する警告はメルカゾールの方にだけ記載されている。

確かに、添付文書での扱われ方には、かなり差があるね。

はい。なので「チアマゾール」の方が無顆粒球症のリスクは高いと思っていたんです。でも、実際にはバセドウ病と診断された人のほとんどに「チアマゾール」が処方されていますよね。これはなぜなんだろうと…。

なるほど。添付文書での扱いと、実際の使われ方に矛盾を感じたわけだね。じゃあ今回も、何か参考にできる情報がないか、論文検索をしてみよう。

「チアマゾール」と「プロピルチオウラシル」のどちらの副作用が少ないか、なんて論文があるんですか？

そうだね、論文を上手に検索するには、疑問を定式化することが大切だ。例えば今回は、「バセドウ病と診断された人」に「『チアマゾール』を使った場合」と「『プロピルチオウラシル』を使った場合」とで、「どのくらい効果・副作用に違いがあったか」…ということを検証した論文報告だったら、見つかりそうだね。

はい。今回は私がPubMed検索をしてみます！チアマゾールが「thiamazole」、プロピルチオウラシルが「propylthiouracil」、それにバセドウ病だから「Basedow」、あとは比較だから「comparison」、これで検索っと…。あれっ、論文が一つも見つかりません、どうしてですか？ **図2**

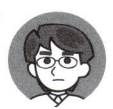

実は、PubMed検索するときには気を付けないといけないことがあるんだ。例えば「チアマゾール」は、ガイドラインや医学論文では「thiamazole」よりも「methimazole」という別名の方が一般的な表記なんだよ。

図2 「thiamazole」+「propylthiouracil」+「Basedow comparison」でPubMed検索した結果

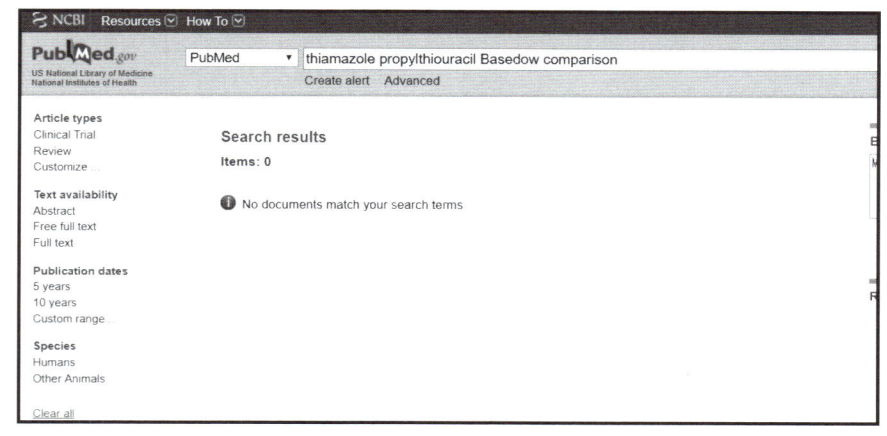

「該当する論文は0件」の結果が表示されてしまった

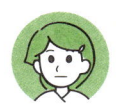

言われてみれば、確かに「チアマゾール」は「MMI」と略され
ているのを見かけますね。

それから、「バセドウ」もドイツ語表記だから、論文を検索す
るときは英語表記の「Graves」で検索した方が見つかりや
すいんだ **図3**。こういう表記の違いは他にもいろいろある
から、覚えておいた方が良いね。

…なるほど、論文検索にはそんなコツがあるんですね…。

ちょうど一番上の論文は、初めてバセドウ病と診断された
日本人396人を対象にした比較試験の報告だね[1]。「チア
マゾール」の方が、12週後の血清T_3やT_4の正常化率は高
かったようだ。

図3　PubMedで「methimazole propylthiouracil Graves comparison」
　　　をキーワードとして検索した結果

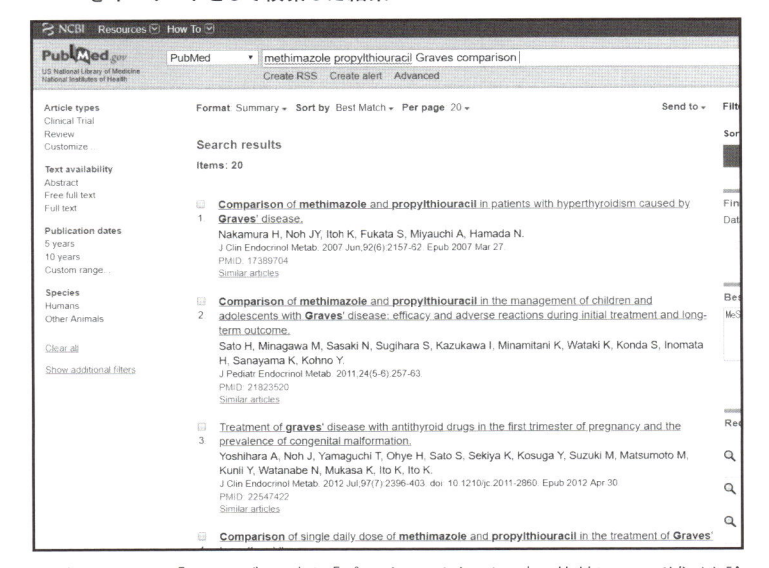

20件がヒットし、「チアマゾール」と「プロピルチオウラシル」の比較について述べた論
文が表示されている

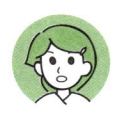

それに、血球減少の副作用も「プロピルチオウラシル」の
方で多く起こっていますね。

そうだね。2つ目の論文[2]も、初回治療を「チアマゾール」
と「プロピルチオウラシル」で行った1年間の試験のようだ
から、見てみよう。これによると、軽度の副作用も「プロピ
ルチオウラシル」の方が多いようだ。今はガイドラインでも
「チアマゾール」が第一選択薬とされている[3]理由がなんと
なく見えてきたんじゃないかな。

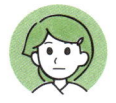

そうですね。でも、それだと、どうして添付文書では「チアマ
ゾール」の方にだけ赤文字で警告が書かれているんですか?

それは、2007年に実際に死亡例が起こったからなんだ[4]。
だから、「チアマゾール」でも注意が不要というわけではな
いんだよ。

解説

添付文書の「警告」が書かれた理由

　添付文書の「警告」は、実際に死に至る、あるいは重篤な後遺症が残るような大きな副作用が起こった際などに、その都度追記が行われます。こうした改訂や追記の履歴は、添付文書と同様、医薬品医療機器総合機構（PMDA）のページ（http://www.pmda.go.jp/PmdaSearch/iyakuSearch/）で薬ごとに調べることができます **図4**。

　ただし、「警告」の記載がある薬の方が必ずしも副作用が多い薬であるとは限りません。「チアマゾール」と「プロピルチオウラシル」の添付文書を見比べると、赤文字で「警告」が大きく書かれた「チアマゾール」の方が、はるかに危険な薬のように思えます。しかし、実際には検査値を正常化させる効果や、治療中の副作用が少ないことから、ガイドラインでも「チアマゾール」が通常の第一選択薬とされています[3]。

　「警告」は実際に起こった事例に対し、適切な対応を求める目的で設定されているものであり、類似薬と比べて副作用リスクが全般的に高いものに記載されているわけではないということに注意が必要です。

図4　添付文書の「改訂指示反映履歴」

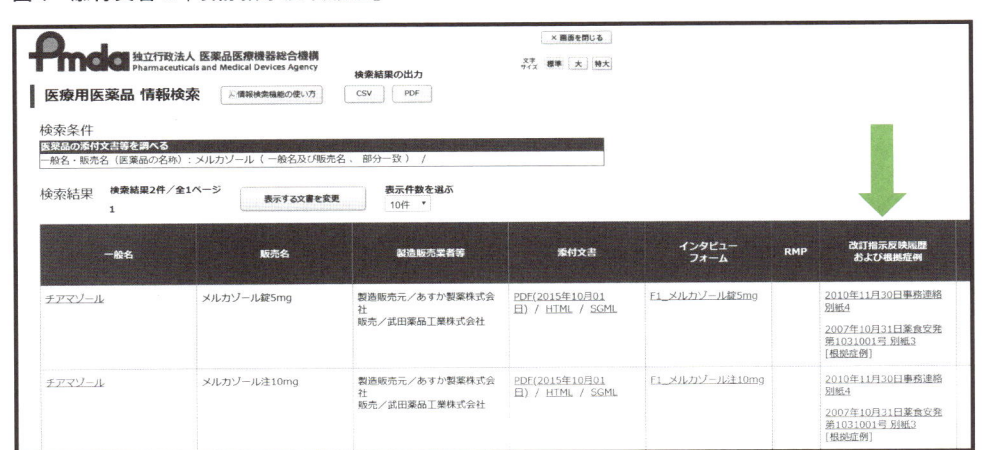

論文検索に適した表記は、日常的な呼称と違う場合も

　日本では、医学用語にしばしば英語以外の言語が混ざっています（例：カルテ、ムンテラなど）。そのため、論文を検索する際にこうした英語ではない表記を使うと、目的の論文にたどり着けないことがあります。また、英語の表記が2種類以上ある場合にも、普段使っている呼称とは異なる表記の方が論文検索には適していることもあります **表1**。

表1　検索時、表記に注意が必要なものの例

	一般的なイメージ	知っておくと便利な別名
バセドウ病	Basedow disease	Graves disease
水虫（足白癬）	athlete's foot	tinea pedis
ヘルペス	herpes	cold sore
アセトアミノフェン	acetaminophen	paracetamol
チアマゾール	thiamazole	methimazole
アスピリン	aspirin	acetylsalicylic acid
アドレナリン	adrenaline	epinephrine
ビタミンC	vitamin C	ascorbic acid

　なお、PubMedの機能「MeSH」を使うことで、「医学用語として最も一般的に使われているもの（統一表記）」を調べることもできます。実際、「Basedow」の表記について「MeSH」で調べると、最も一般的な表記は「Graves Disease」であるということが表示されます **図5**。

図5　MeSHで「basedow」と検索した結果

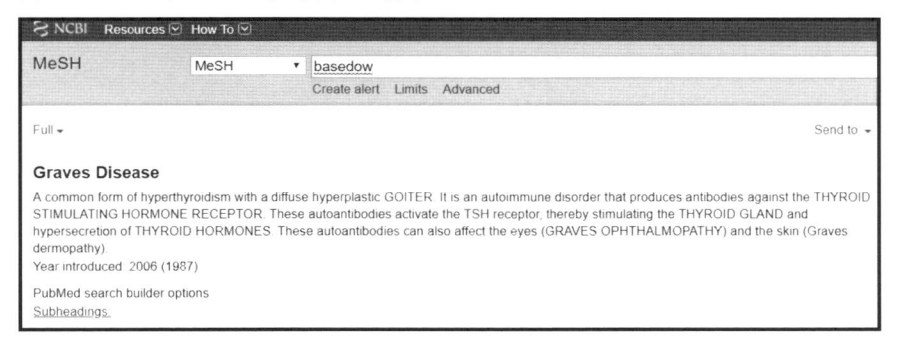

具体的な「MeSH」の使用方法については102ページ

　　論文がうまくヒットしない場合や文書内検索（Ctrl+F）で記述をう
まく見つけられない場合には、別名で表記されていないかどうか確認
することを覚えておくと便利です。　　　　　　　　　　（児島悠史）

参考文献

1) Nakamura H, et al : Comparison of methimazole and propylthiouracil in
　patients with hyperthyroidism caused by Graves' disease.　J Clin Endocrinol
　Metab. 2007 Jun;92(6):2157-62. PMID:17389704

2) Sato H, et al : Comparison of methimazole and propylthiouracil in the
　management of children and adolescents with Graves' disease: efficacy
　and adverse reactions during initial treatment and long-term outcome.　J
　Pediatr Endocrinol Metab. 2011;24(5-6):257-63. PMID:21823520

3) 田上哲也, : Basedow病薬物治療. 日本内科学会雑誌. 2010 年 99 巻 4 号 p.
　733-740.

4) 厚生労働省：医薬品・医療機器等安全性情報No.242 ,2007年12月

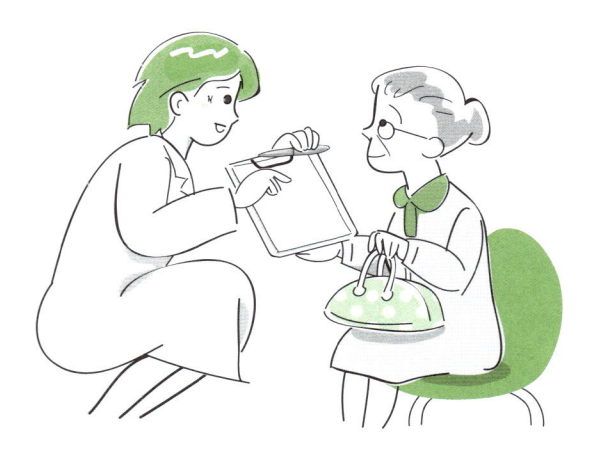

医療情報
検索テクニック
応用編

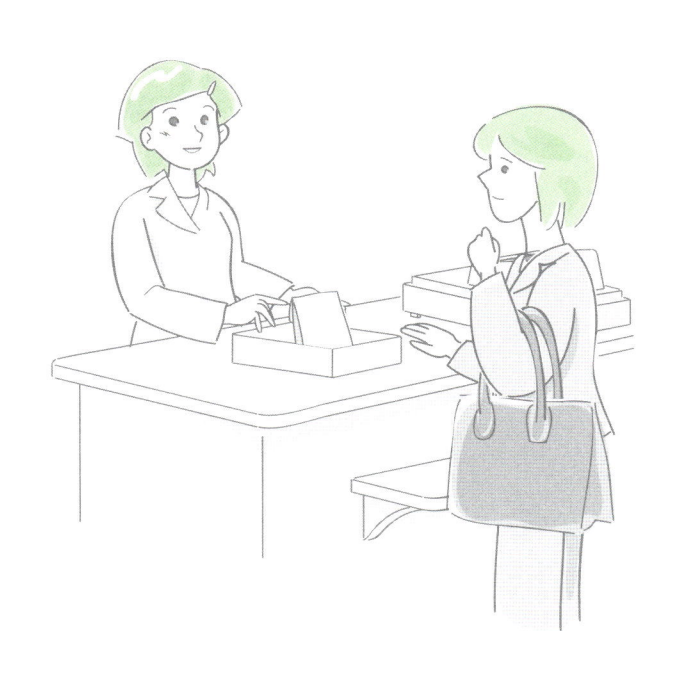

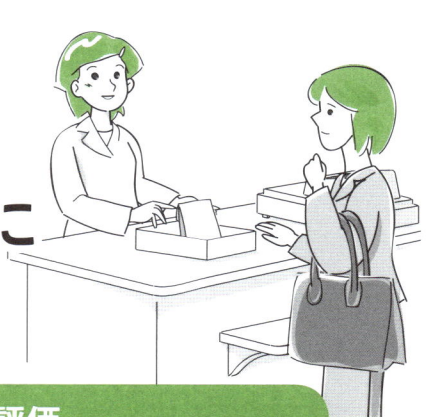

エイコの疑問

「桔梗湯」で 喉の痛みは本当に 軽減するの？

「前後比較研究」による有効性の評価

POINT 医学論文情報を PubMed で効率的に検索するためには、適切な検索ワードの設定が肝要です。薬やサプリメントの投与など、医学的介入の有効性に関する論文は、①「薬の名称」か「薬剤クラス名（例えば「DPP-4阻害薬」「カルシウム拮抗薬」など）」のどちらかと②「期待される効果」の2つのワードを組み合わせてand検索すると良いでしょう。期待される効果については、「死亡リスク」や「疼痛緩和」など、人の生命や生活に直結する効果を表すワードを優先的に選ぶと、実臨床に活用しやすい論文情報が収集できるでしょう。なお、いずれの検索ワードも、PubMed 検索のためには英訳する必要がありますが、「ライフサイエンス辞書」を利用すると、学術用語も的確に翻訳してくれるので便利です。

　「薬を飲む前と後」のように、医学的介入の前後を単純に比較した研究を「前後比較研究」と呼びます。有効性を評価する研究手法としてイメージしやすいのですが、プラセボ効果や「治療を受けている」という患者さんの期待が結果に大きく影響するため、介入そのものの効果が評価しづらいという特徴があります。「前後比較研究」では有効性が過大に評価される可能性があるので、試験結果を実臨床に適用する際には注意を要します。

エイコ

先ほど来局された風邪の患者さんに、咽頭痛に対して桔梗湯が処方されていたのですが…。桔梗湯って本当に喉の痛みに効くんですかね…。もちろん添付文書には　「咽喉がはれて痛む次の諸症：扁桃炎、扁桃周囲炎」という記載はあるのですが…。

添付文書に記載されている効能・効果であっても、「本当に効果があるのだろうか」と改めて考えてみる姿勢は大切だよ。

ヨシオ先輩

ありがとうございます。でもどうやって調べたら良いか分からなくて…。

そんなときこそPubMedで論文検索をしてみるといい。参考になる論文情報が見つかるかもしれないよ。ちなみにエイコさんが研究者なら、薬に効果があるかどうかをどんな方法で検証する?

そうですねぇ、薬を飲む前と飲んだ後で患者さんの症状の変化を見るとか、そんな感じでしょうか。この場合で言えば、桔梗湯を飲む前と飲んだ後で、喉の痛みが改善するかどうかを調べれば効果が検証できる気がしますっ!

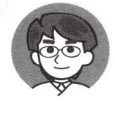

そうだね。薬の服用前後で症状がどう変化するか、あるいは変化しないのかを観察することで薬の効果を検証することができそうだ。そんな論文情報が見つかると良いね。効率よくPubMedで論文検索するうえで大事なのが検索ワードだ。薬の有効性に関して論文検索をする場合、「薬の名前（もしくは薬剤クラス名）」と「期待される効果」の2つを検索ワードにするとよいと思う。

私の疑問についての検索ワードは、「桔梗湯」と「咽頭痛」という感じでしょうか。

ばっちりだ。PubMedで論文検索するには、検索ワードを英語に翻訳する必要があるけど、特に漢方薬など、英訳が簡単に思い浮かばない場合もあるよね。検索ワードを英訳する際に便利なのが、ライフサイエンス辞書プロジェクトによって開発・公開されている「ライフサイエンス辞書[1]」だ 図1 。ライフサイエンス辞書はインターネット上で利用できる生命科学領域の電子辞書で、英語→日本語、日本語→英語のいずれでも、膨大な学術テキストを計量的に解析したデータに基づいて翻訳してくれる[2]。Google翻訳ではうまく訳せない専門用語も、ライフサイエンス辞書を利用すれば的確に翻訳してくれることが多い。実際に、検索ボックスに「桔梗湯」を入力して検索ボタンを押してみよう。

「kikyo-to」と英訳されました。咽頭痛は「pharyngeal pain」ですね。早速、PubMedの検索ボックスに入れてand検索をしてみます 図2 。

図1 ライフサイエンス辞書のトップ画面

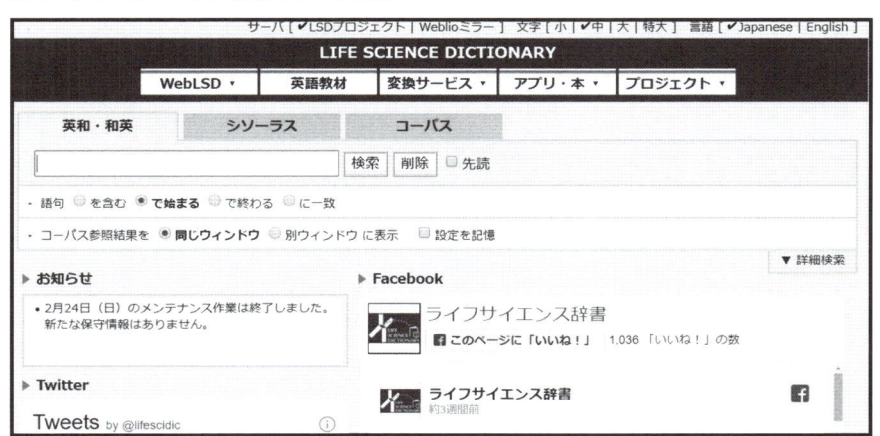

図2　PubMedを「kikyo-to」+「pharyngeal pain」でand検索

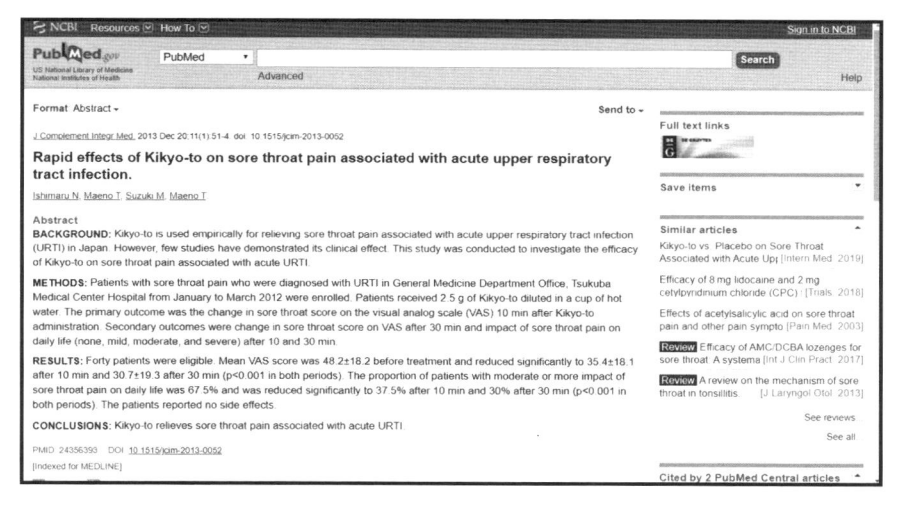

図3　疑問とマッチした論文のPubMed抄録画面

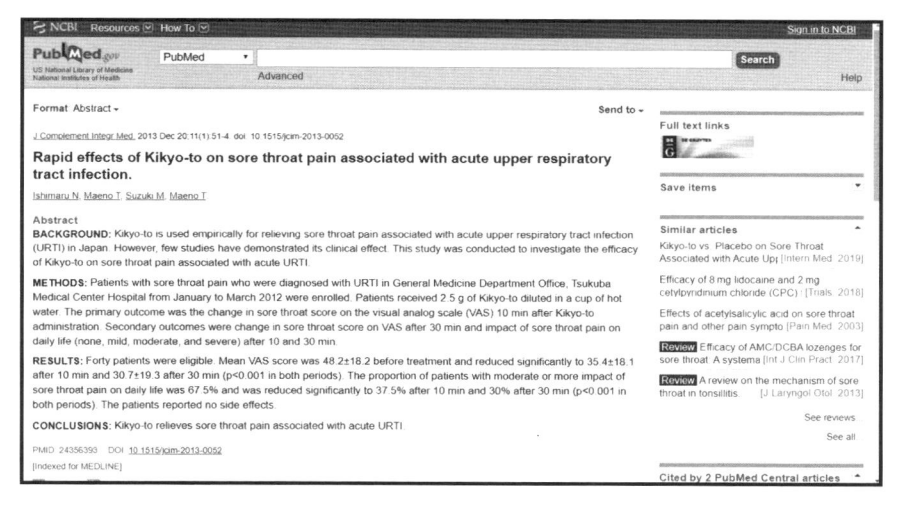

2本の論文がヒットしたね。1つ目は手術後の喉の痛みや吐き気に関するもので、今回の疑問とは、患者さんの状況が異なっているようだ。2本目の論文[3]を見てみよう。急性上気道感染症と診断された日本人40人を対象に、桔梗湯服用の前後で、咽頭痛の度合いを比較した研究のようだ。こちらはエイコさんの疑問にマッチした論文といえるね 図3 。

桔梗湯を服用してから10分後の咽頭痛の強さを、服用前と比較しているんですね。

そうだね。この研究は、プラセボ（偽薬）対照群などを設定せず、薬の投与前後の症状を単純比較した「前後比較研究」だ。痛みの度合いは100点満点で評価されているね。結果を簡単に見ていこう。咽頭痛の点数（VAS：高い方が痛みが強い）は、桔梗湯服用前が48.2点だったのに対して、服用後は35.4点になっている。統計学的にも有意に疼痛が軽減したという結果だ。

わぁ、本当に効果があるんですねっ。

さて、どうだろう。添付文書の効能・効果の記載と同様、論文の結果もそのまま鵜呑みにしてはいけないよ。統計学的に有意だといっても、服用前後の点数差は12.8点にすぎない。例えば、冷たい水を飲んでもこのくらいは痛みが和らぎそうな気もするけれども…。風邪で喉が痛くても、食事中はそれほど喉の痛みが気にならなかったりするでしょ？

確かにそうですね。つまりこの研究結果に示されている症状改善の度合いは、純粋な薬の効果によるものだけではないということでしょうか？

まさにその通り。医学的介入前後の症状を比較するだけでは、介入の純粋な効果を検証することはできないんだ。この試験で示された結果は、薬効そのものではなく、プラセボ効果を含んだ「薬効感」に近いといえる。なので、研究結果については割り引いて考える必要があるね。この場合、効果があってもごくわずかだろう、という解釈が無難かな。

医学的介入の有効性に関する論文情報を検索するコツ

「この薬を飲むと、どんな効果が、どのくらい期待できるだろうか?」といった、薬を飲んだ後の未来に関する疑問を「前景疑問」と呼びます。これに対して「この薬はどのような機序で作用し得るのか?」という薬の基本的な知識（薬理学や薬物動態学、病態生理学など）に関する疑問は「背景疑問」と呼ばれます。

背景疑問は、（自分が知らないだけで）既に分かっていることに対する疑問であり、教科書などを参照することで解決することがほとんどです。しかし、前景疑問は未来に起こる出来事に関する疑問であり、その答えは統計学的に推測するより他ありません。そして、前景疑問の解決に参考となる情報が臨床医学論文です。

薬やサプリメントの投与など、医学的介入の有効性に関する論文検索の場合は、「薬の名称」か「薬剤クラス名（DPP-4阻害薬やカルシウム拮抗薬など）」のどちらかと「期待される効果」の2つの検索ワードを組み合わせて設定すると良いでしょう **表1**。なお、「期待される効果」については、死亡リスクや疼痛緩和など、人の生命や生活に直結する効果について優先的に検索することで、実臨床に活用しやすい論文情報が収集できるはずです。

検索ワードの英訳にはGoogle翻訳などを使っても良いのですが、「ライフサイエンス辞書」で英訳すると的確な学術用語で翻訳してくれます。また、ライフサイエンス辞書には、翻訳した単語で直接、

表1 医学的介入（治療効果や予防効果）に関する論文情報を検索する際の検索ワードの設定例

前景疑問	検索ワード① 薬の名称/薬剤クラス名	検索ワード② 期待される効果
DPP-4阻害薬は心血管疾患のリスクをどれくらい低下させる?	DPP4 inhibitor	cardiovascular disease
スタチン系薬剤は心筋梗塞リスクをどれくらい低下させる?	statin	myocardial infarction
カルシウム拮抗薬は脳卒中リスクをどれくらい低下させる?	calcium channel blocker	stroke

図4　ライフサイエンス辞書からPubMed検索へ

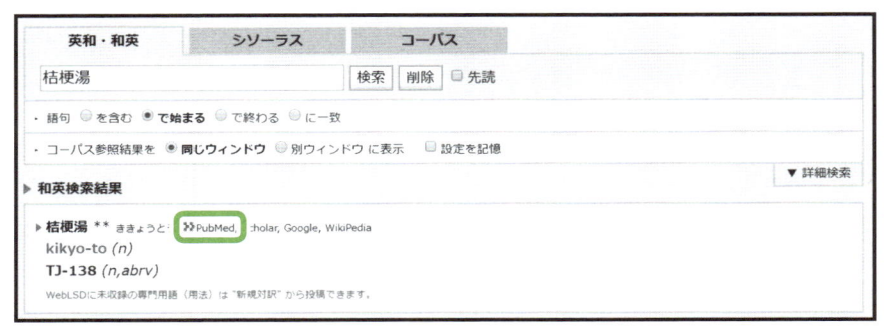

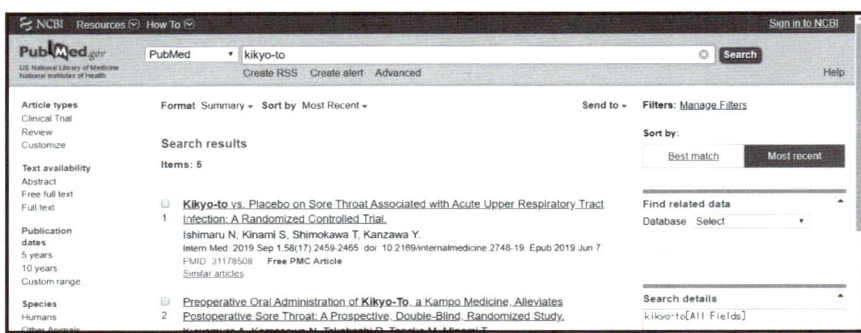

PubMed検索できる機能も備わっています **図4**。緑色の囲みで示した「PubMed」をクリックすると、「kikyo-to」を検索ワードにしたPubMed検索の結果が表示されます。

　ヒットした論文の数が多過ぎた場合には、必要に応じて検索ワードを追加するとよいでしょう。

介入前後を比較した研究結果の解釈

　薬の有効性を統計学的に推測する研究手法は数多くありますが、今回は、最も単純で直感的にもイメージしやすい「前後比較研究」の論文情報を検索・参照して、咽頭痛に対する「桔梗湯」の効果を考察しました。しかし、プラセボ群のような対照群を設けず、薬を飲む前と飲んだ後の症状を単純に比較するタイプの研究は、薬の効果そのものを検出するのに適した手法とはいえません。薬を飲んでいる、つまり医学的な治療を受けているということがプラセボ効果や治癒に対する期待感をもたらし、結果に影響する可能性があるからです。また、試験に参加したことで患者さんの意識が変化し、より健康的な食事

を摂るようになったり、たくさん運動をするようになって結果に影響することも考えられます。

　このように前後比較研究では、薬の効果とは別の要因で症状が改善（もしくは悪化）することも考慮に入れなければいけません。従って、前後比較研究の結果を参照する際には、示された研究結果にどのような要因が影響し得るのかを十分に考察することが大切です。そのうえで、結果を割り引いて考える必要があるでしょう。（青島周一）

参考文献

1）ライフサイエンス辞書（https://lsd-project.jp/cgi-bin/lsdproj/ejlookup04.pl）

2）金子 周司：ライフサイエンス辞書とは．情報管理．2006 年 49 巻 1 号 p. 24-35. DOI: 10.1241/johokanri.49.24

3）Ishimaru N, et al : Rapid effects of Kikyo-to on sore throat pain associated with acute upper respiratory tract infection. J Complement Integr Med. 2013 Dec 20;11(1):51-4. PMID: 24356393

エイコの疑問

「桔梗湯」の効果 そのものの評価に 適した試験は？

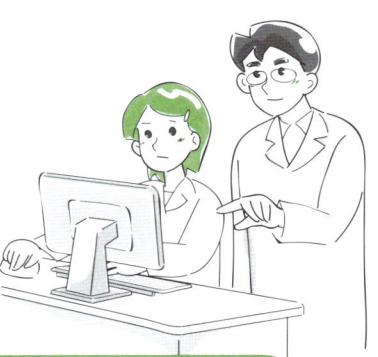

「ランダム化比較試験」による有効性の評価

POINT　日本語を英訳して検索ワードを設定する際、元の日本語と訳語との間に、微妙な概念の相違がみられることがあります。翻訳した英語に同義語や異表記語がある場合には、それらのワードでも検索することで臨床的に重要な論文情報の見逃しが少なくなるでしょう。

　「薬やサプリメントの投与」など、医学的介入の治療効果を知りたい場合に優先的に検索・参照すべきは「ランダム化比較試験」の論文です。論文タイトルや研究手法（Methods）の欄に「Randomized Controlled Trial」と記載がある論文から確認していくと効率的です。ただしランダム化比較試験が報告されていないからといって、その治療にエビデンスがないというわけではありません。エビデンス＝ランダム化比較試験ではないのです。ランダム化比較試験が報告されていない場合には、観察研究の論文や前後比較研究の論文、ときには動物実験のデータも活用しましょう。それぞれの研究手法に関するメリットとデメリットを踏まえて、丁寧に考察することが大切です。

エイコ

　前回調べた咽頭痛に対する桔梗湯の有効性についてなのですが、服用前後を比較するのではなくて、例えばプラセボ服用群と比較してみたら、薬の効果そのものを検証できる気がしたのです。どうでしょう？

ヨシオ先輩

まだ悩んでいたんだね。そう、エイコさんの言う通り、プラセボと比較する研究手法が薬の効果を検証するうえでは妥当だといえる。特に複数の被験者を、薬を飲むグループとプラセボを飲むグループに無作為（ランダム）に振り分けて、さらにどのグループに割り付けられたのかが被験者自身にも治療者にも分からなくした「二重盲検法」の試験であれば、薬の有効性について妥当性の高い検証を行うことができるんだ。このような試験を「ランダム化比較試験（Randomized Controlled Trial：RCT）」という。つまり薬の効果について調べたいときに、優先的に参照するとよいのはランダム化比較試験の論文ということになるね。

桔梗湯の場合、咽頭痛への有効性を検証したランダム化比較試験は報告されているのでしょうか。そういえば「kikyo-to」+「pharyngeal pain」でPubMed検索しても2件しか論文情報は見つかりませんでしたよね…。

前回検索した論文のPubMedの抄録画面をもう一度見てみよう 図1 。右側に「Similar articles」という項目があるよね。この項目には、抄録画面に表示されている論文と類似した研究テーマの論文が表示されているんだ。それぞれの論文にカーソルを合わせると、タイトル全文が表示されるよ。論文タイトルには研究手法の情報も含まれていることが多いから、まずはタイトルを見て論文を読むかどうかを判断してもいい。

図1　PubMed抄録画面の右側にあるSimilar articlesの項目

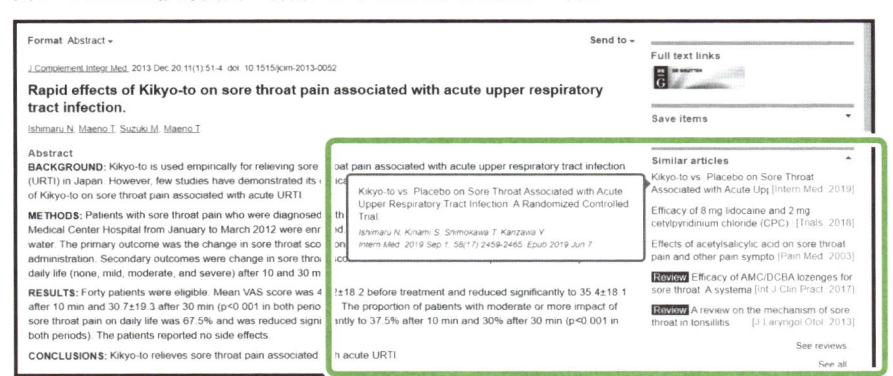

Kikyo-to vs. Placebo on Sore Throat Associated with Acute Upper Respiratory Tract Infection: A Randomized Controlled Trial…。「Randomized Controlled Trial」じゃないですかっ。優先的に参照すべき情報なのに、どうして前回の検索では出てこなかったのでしょう?

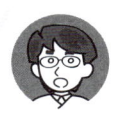

検索ワードの設定に問題があったのかもしれないね。以前も解説したように（→88ページ参照）、PubMedでの論文検索に適した表記は、日本の医療現場での日常的な呼称とは違う場合もあることに注意が必要だ。PubMed検索に適した表記と日本での呼称（同義語）の違いについて知るには、MeSH（Medical Subject Headings：米国国立医学図書館が定める生命科学用語集）を参照してみるとよい。「pharyngeal pain」のMeSHを見てみよう。PubMedトップ画面の検索ボックス左側のプルダウンメニューから「MeSH」を選んで「pharyngeal pain」を検索すれば表示されるはずだよ 図2 。

「pharyngeal pain」のMeSHの見出し語は「Pharyngitis」のようです。

同じ画面の真ん中あたり、同義語・異表記語のリストも見てみよう。「Sore Throat」と記載があるよね。MeSHでは「Pharyngitis」と「Sore Throat」は互いに同義語・異表記語として扱われているけれど、日本では「Pharyngitis」は咽頭炎の意味、「Sore Throat」は咽頭痛の意味の方が近いかもしれない。このように日本語と英語で微妙に言葉の概念が異なる場合、それぞれのワードで検索してみることで、より網羅的な論文収集ができると思うよ。

「kikyo-to」＋「Sore Throat」で検索すると前回の2本の論文に加えて新たに1本、全部で3本論文がヒットしました。一番上の論文タイトルは先ほどの、「Kikyo-to vs. Placebo on Sore Throat Associated with Acute Upper Respiratory Tract Infection: A Randomized Controlled Trial」[1]ですっ。論文タイトルにランダム化比較試験と書いてありますし、咽頭痛に対する桔梗湯 vs プラセボって、まさに私の疑問にマッチした論文です 図3 。

図2 「pharyngeal pain」のMeSHを検索

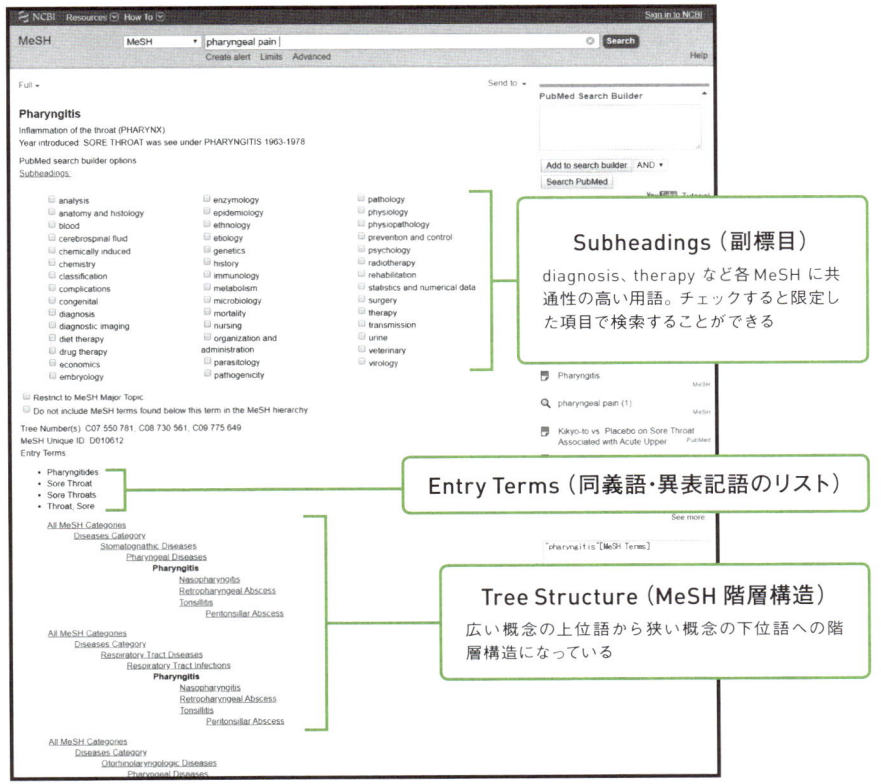

図3 「kikyo-to」+「Sore Throat」でPubMed検索した結果

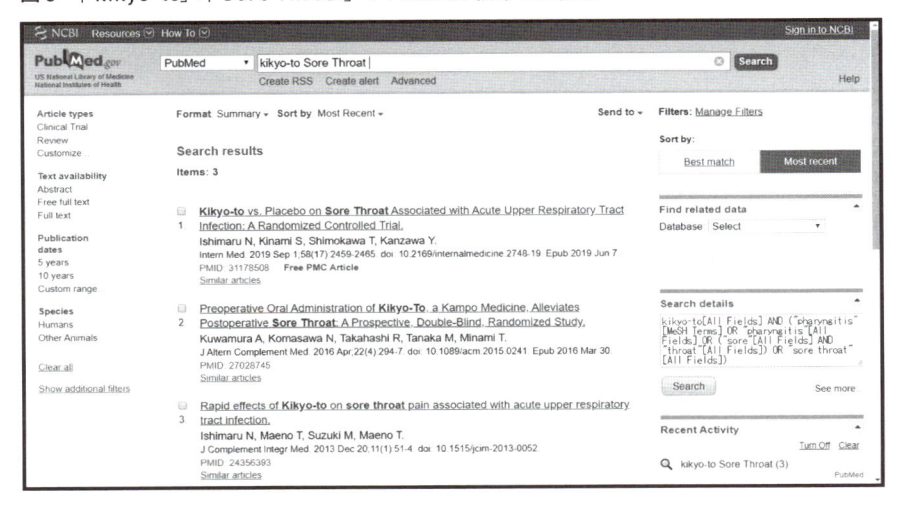

薬の効果そのものについて知りたい場合には、前回の「前後比較研究」ではなく、こちらの論文情報を優先的に参照すべきなんだ。とはいえ、ランダム化比較試験が報告されておらず、前後比較研究の論文だけしか見つからないケースもある。そんな時は前回のように、研究結果に影響を与え得る因子を推察しながら有効性について丁寧に考察してみてほしい。

では早速、抄録に目を通していこう。抄録だけでも研究の概要と結果を把握できるよ **図4**。この研究は、急性の上気道感染症と診断され咽頭痛のある患者さん70人を対象とした二重盲検ランダム化比較試験だ。被験者は桔梗湯服用群35人、プラセボ服用群35人にランダムに割り付けられ、咽頭痛の症状の変化量を0〜100のスコアで評価している（VAS：0［疼痛なし］〜100［最も強い疼痛］）。

結果（Results）の欄を見てみると…、10分後の咽頭痛のスコア変化は、桔梗湯群で14.4点、プラセボ群では17.0点となっていて、両群で統計学的な有意差はついていません（P＝0.39）。前回の論文の結果とはずいぶん異なる印象ですね。

図4　疑問にマッチした論文のPubMed抄録画面

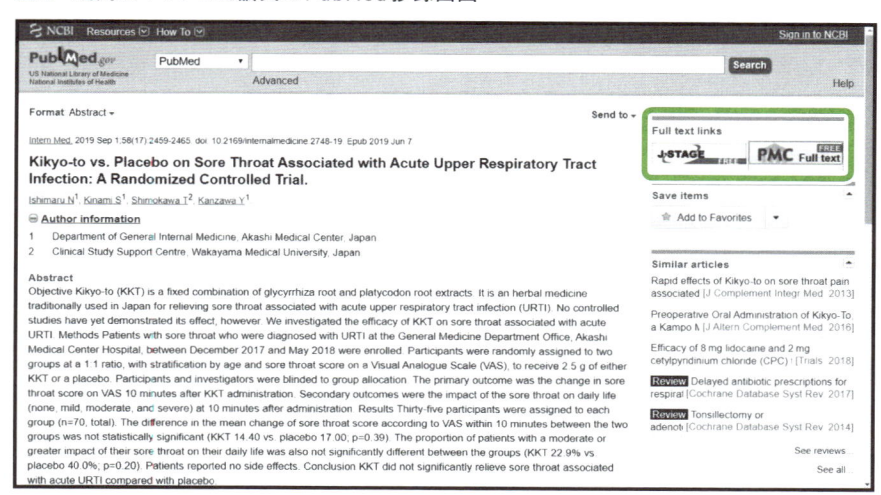

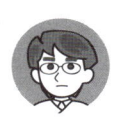

単純な投与前後の比較でいえば、この研究の桔梗湯群は「14.4点の改善」だから、前回参照した論文の「12.8点改善」（→ 96ページ参照）とそれほど大きな差はないように思う。でも、プラセボ群でも17.0点改善しているため、桔梗湯群とプラセボ群を比較すると、有意な差は認めないという結果になった。プラセボ効果を排除するような研究手法で桔梗湯の効果を検証した結果、咽頭痛に対する明確な効果は確認できなかったということだね。もちろん、統計学的な有意差がないことと効果がないことは同義ではないけれど、桔梗湯の効果そのものは、ごくわずかでしかないことが明確に示されている。前後比較研究で示された効果には、やはり、プラセボ効果が大きく影響していたといえそうだ。

ちなみに漢方薬のプラセボってイメージが湧かないんですけど、どんなプラセボだったのでしょうね。二重盲検だといっても味で分かってしまうような…。

PubMedの抄録画面の右上に表示されているアイコン（図4 の緑色の囲み）をクリックすると、論文の本文が閲覧できる（全文閲覧が有料のジャーナルも多くある）。本文を読んでみると、この研究のプラセボはラクトースだったようだね。二重盲検といえども、エイコさんの言う通り、被験者は漢方薬かどうかを味で見破ったかもしれないね。

ただし一般的には、自分の飲んでいる薬がプラセボではなく本物の薬であると分かれば、効果があると信じ込むことでより大きな効果が出やすい傾向にある。実際、盲検化が適切でない研究は、結果を過大に評価することが知られている[2]。それにもかかわらず、この研究では桔梗湯群とプラセボ群に有意な差がついていない。少なくとも桔梗湯による咽頭痛改善効果は、「臨床的に意味のある効果」とはいえないように思う。

同義語・異表記語がある場合には両方のワードで検索を

　英語の検索ワードを設定するためにライフサイエンス辞書で「咽頭炎」を翻訳すると「pharyngitis」と「sore throat」が出てきます **図5**。同義語・異表記語がある場合、どちらか1方のみを選ぶのではなく、両方のワードを使って論文検索すると、より網羅的な収集が可能となり、重要論文の見落としが少なくなるでしょう。

　図5の画面上部に表示されているシソーラスとは、同義語・異表記語を1つの端的な見出し語の下にまとめたものです。「MeSH」は、MEDLINEデータベースのシソーラスです（なお、PubMedはMEDLINEの検索エンジンです）。またコーパスとは、実際に使われた文章データの解析に基づく用語集です。

　ライフサイエンス辞書で「咽頭痛」と入力し、シソーラスをクリックすると「咽頭炎 pharyngitis」と表示されます。シソーラスの見出し語（この場合はpharyngitis）をクリックするとその同義語・異表記語が示されます。さらに検索ワードの「概念ツリー」を見ることができます **図6**。

図5　ライフサイエンス辞書で「咽頭炎」を翻訳した結果

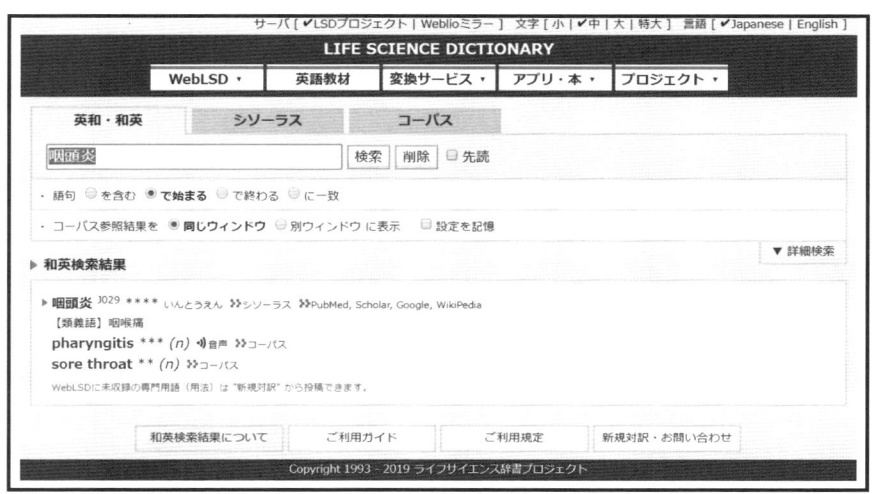

図6 ライフサイエンス辞書のシソーラス検索の結果

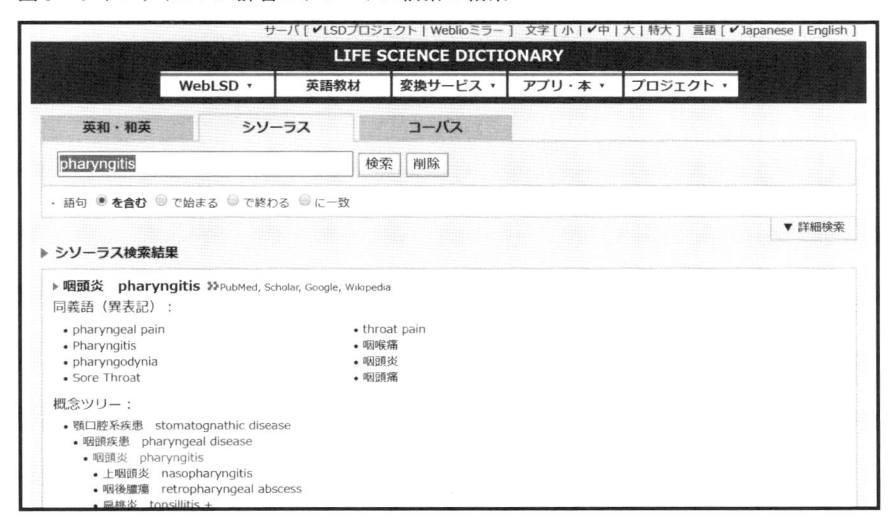

　概念ツリーを参照することで、関連する別の言葉との包摂関係などを把握することができます。ライフサイエンス辞書のシソーラスはMeSHに準拠しています。なので検索語の概念ツリーはPubMedのMeSHデータベースで確認しても同じですが、ライフサイエンス辞書では日本語が併記されています。

治療効果に関しての検索で
優先的に参照するのは「ランダム化比較試験」

　医学的介入の有効性について論文検索をする際、優先的に参照すべき情報はヒトを対象とした「二重盲検ランダム化比較試験」の論文です。マウスやラットなど、動物を対象とした研究論文も重要な仮説を提示してくれますが、その結果を一般化して、ヒトの健康状態に適用することは多くの場合で困難です。ヒトを対象とした臨床研究が報告されているのであれば、あえて動物実験のデータを参照する理由は少ないでしょう。

　また、第10項で解説したように、ヒトを対象とした研究であっても、単純に医学的介入の前後を比較した「前後比較研究」では、介入そのものの効果を適切に評価することはできません。咽頭痛に対する桔梗湯の効果についても、前後比較研究では効果が期待できるという結果でしたが、二重盲検プラセボ対照ランダム化比較試験ではプラセボとの差を見出すことはできませんでした。

ただし、ランダム化比較試験が報告されていないからといって、その治療にエビデンスがない、というわけではありません。当然ながら、すべての医学的介入について、臨床的な有効性を検証したランダム化比較試験が実施されているわけではないのです。前後比較研究や観察研究、あるいは動物を対象とした基礎研究しか存在しない場合でも、研究デザインごとの長所と短所 **表1** をよく知り、研究結果にどのようなバイアスの入り込む余地があるのかを丁寧に考察したうえで、論文情報の適用を考えていくことが大切です。　　　　　　　（青島周一）

表1　医学的研究デザインと主なメリット／デメリット

研究デザイン	主なメリット	主なデメリット
動物実験	ヒトに対する有害事象の懸念なく実施ができ、臨床的に重要な示唆を得ることができる	研究結果をヒトの健康状態に一般化することが難しい
コホート研究（観察研究）	大規模な症例を長期間にわたり追跡することが可能	被験者背景の差異などによるバイアスの影響を受けやすい
症例対照研究（観察研究）	まれな疾患や有害事象に関する知見を迅速に評価できる	因果関係か相関関係かの区別が困難
前後比較研究（介入研究）	研究手法が簡便	プラセボ効果や介入以外の影響を極めて受けやすい
ランダム化比較試験（介入研究）	研究結果の妥当性が高い（特に一次アウトカム）	莫大なコストがかかる。有害事象の検出には向いていない

参考文献

1) Ishimaru N, et al : Kikyo-to vs. Placebo on Sore Throat Associated with Acute Upper Respiratory Tract Infection: A Randomized Controlled Trial. Intern Med. 2019 Sep 1;58(17):2459-2465. PMID: 31178508

2) Savović J, et al : Influence of reported study design characteristics on intervention effect estimates from randomized, controlled trials. Ann Intern Med. 2012 Sep 18;157(6):429-38. PMID: 22945832

診療ガイドラインの「客観性」

診療ガイドラインは
エビデンスの総体といえるか?

　診療ガイドラインは、最新の科学的根拠を体系的に整理した、臨床現場における意思決定支援ツールの一つです。日本医療機能評価機構が運営するEBM普及推進事業「Minds」によれば、ガイドラインとは「診療上の重要度の高い医療行為について、エビデンスのシステマティックレビューとその総体評価、益と害のバランスなどを考量して、患者と医療従事者の意思決定を支援するために最適と考えられる推奨を提示する文書」と定義されています[1]。

　Mindsの定義で「エビデンスのシステマティックレビューとその総体評価、益と害のバランスなどを考量」と述べられているように、一般的に診療ガイドラインの作成に当たっては、内的妥当性に優れた「ランダム化比較試験」の結果が重視されることになっています[2]。しかし実際は、必ずしもそうではないようです。循環器疾患関連の診療ガイドラインについてその推奨事項の根拠を調査した研究[3]によれば、推奨事項を支持しているエビデンスの多くは「専門家の意見」であることが示されています。

　この研究では、循環器疾患の診療ガイドラインとして、現行（2008〜18年）の米国心臓病学会/米国心臓協会ガイドライン（ACC／AHAガイドライン）と欧州心臓病学会ガイドライン（ESCガイドライン）、および現行の1つ前の旧版ガイドライン（1999〜2014年）を調査の対象としています。

　ガイドライン内の推奨事項を、それらを支持しているエビデンスに基づいて、「レベルA：複数のランダム化比較試験もしくは単一の大規模ランダム化比較試験の結果で支持されている」、「レベルB：観察研究もしくは単一のランダム化比較試験の結果で支持されている」、「レベルC：専門家の意見のみで支持されている」の3つに分類し、レベルA〜Cの割合を検討しました。

　その結果、ACC／AHAのガイドライン26件に記載されている推奨事項2930項目

表1　診療ガイドラインの推奨事項を支持しているエビデンスレベル
　　（参考文献3を基に青島が作成）

ガイドライン	評価した 推奨事項の数	レベルA	レベルB	レベルC
ACC / AHA	2930項目	248項目 （8.5%）	1465項目 （50.0%）	1217項目 （41.5%）
ESC	3399項目	484項目 （14.2%）	1053項目 （31.0%）	1862項目 （54.8%）

のうち、レベルAは248項目（8.5%）にすぎませんでした。同様にESCガイドライン25件に記載されている推奨事項3399項目のうち、レベルAは484項目（14.2%）でした。一方で、ACC／AHAガイドラインの41.5%、ESCのガイドラインの54.8%の推奨事項はレベルC、つまり専門家の意見のみで支持されていたことが示されています 表1 。

　さらに、現行と旧版の診療ガイドラインを比較したところ、ACC／AHA、ESCの双方とも、レベルAの推奨事項の割合に継時的変化は認められないことが分かりました。診療ガイドラインで推奨されている内容は、必ずしも客観的事実（臨床研究データ）のみによって支持されているわけではないのです。このことは日本の診療ガイドラインについても同様に考えていく必要があるかもしれません。

　診療ガイドラインの作成において、十分なシステマティックレビューが行われているかどうかについても議論の余地があります。実際、米国糖尿病学会（ADA）が発行している2型糖尿病患者さんの食事摂取に関するガイドラインの推奨事項について、網羅的な文献検索が行われていなかったことを示唆する研究が報告されています[4]。

　この研究では2型糖尿病患者さんの食事摂取に関するガイドラインで引用されているエビデンスについてその妥当性を評価し、関連する他のエビデンスを収集して再検討しています。ADAが公表した糖尿病の成人患者さんに対する標準治療基準（2018年および2019年）と栄養療法に関する推奨事項（2014年）の根拠となったエビデンスについて改めてシステマティックレビューを行ったところ、網羅的に文献検索が行なわれていない可能性、関連研究の省略、前向きコホート研究に対する過度の信頼、2型糖尿病者さんを対象としていない研究の採用などが明らかとなりました。

　エビデンスの総体ともいうべき診療ガイドラインにおいて、推奨事項は少なから

ず客観性を帯びていなければなりません。診療ガイドライン作成の際にシステマティックレビューを行う目的は、作成者にとって関心のある（都合の良い）エビデンスのみから推奨事項が導かれるのを防ぐためです。しかしながら実際には必ずしも客観性を帯びたものではなく、専門家の意見のみで支持された推奨が多い、作成者にとって関心のあるエビデンスばかりが引用されているなど、主観的な性質を帯びた側面もあるということです。 　　　　　　　　　　　　　　　　　　（青島周一）

参考文献

1）日本医療機能評価機構 Minds ガイドラインライブラリ「診療ガイドラインとは」
(https://minds.jcqhc.or.jp/s/about_guideline)

2）日本医療機能評価機構 Minds ガイドラインライブラリ「Minds 診療ガイドライン作成マニュアル
2017」(https://minds.jcqhc.or.jp/s/guidance_2017_0_h)

3）Fanaroff AC, et al : Levels of Evidence Supporting American College of Cardiology/American Heart Association and European Society of Cardiology Guidelines, 2008-2018. JAMA.2019;321:1069-80.
PMID : 30874755

4）Hallberg SJ, et al : Improving the scientific rigour of nutritional recommendations for adults with type 2 diabetes: A comprehensive review of the American Diabetes Association guideline-recommended eating patterns. Diabetes Obes Metab. 2019 Aug;21(8):1769-1779.
PMID : 30941880

SGLT2阻害薬で下肢切断リスクが増加する？

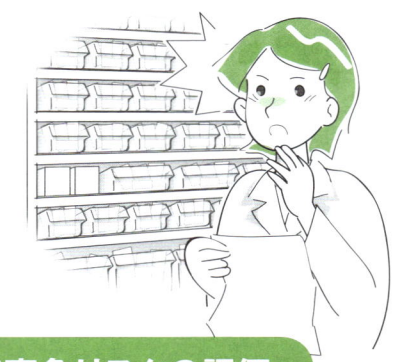

「ランダム化比較試験」による有害事象リスクの評価

POINT 論文の書誌情報が分かっていれば、PubMed の検索ボックスに入力して、ダイレクトに論文抄録の画面にアクセスできます。書誌情報が断片的にしか分からない場合でも、「掲載ジャーナル」「掲載年」「最初のページ」「著者名」のうちの3つが分かっていれば PubMed の「Single Citation Matcher」という機能を使うことで容易に論文情報を探し当てることが可能です。

　有害事象に関する情報を、ランダム化比較試験の結果のみで評価することは困難です。一般的に有害事象はランダム化比較試験の一次アウトカムにはなり得ないからです。とはいえ二次アウトカムとしてであっても、有害事象のリスクが示唆されたらそれは重要な仮説であり、軽視できるものではありません。示された結果が病態生理学的に妥当かどうか、類似の研究報告はあるかどうか、投与量の増減とリスクの増減が相関するかなど、横断的な評価をしていく必要があるでしょう。

エイコ　カナグル（一般名：カナグリフロジン）の添付文書を眺めていたのですが、「その他の注意」の項目に、気になる記載を見つけました **図1**。カナグリフロジンで下肢切断のリスクが2倍近く増加すると書いてあるんです！これって本当なんですか？？まさか患者さんに「下肢切断のリスクが増えることがありますっ」なんて説明できませんし、どう解釈して良いのか悩んでしまって…。

図1　カナグルの添付文書の「その他の注意」より抜粋

> ## 15. その他の注意
>
> ### 15.1 臨床使用に基づく情報
> 海外で行われた脳・心血管疾患の既往又は高いリスクを有する、血糖コントロール不良な2型糖尿病患者を対象とした大規模臨床試験において、カナグリフロジンとして100又は300mgを1日1回投与された患者では、プラセボを投与された患者よりも、下肢切断の発現頻度が有意に高かった（ハザード比：1.97、95%信頼区間 1.41-2.75）との報告がある[1]。

本当に下肢切断のリスクが高くなるのなら、なかなか衝撃的だよね。注意が必要なのは、「カナグリフロジンで下肢切断リスクが2倍に増える」ことが、仮説そのものなのか、それとも検証された仮説なのか、この記載だけでは分からないということだ。

ヨシオ先輩

仮説そのもの……、検証された仮説……。ちょっと意味が分からないのですが…。

前回、「ランダム化比較試験」は研究結果の妥当性が高いという話をしたけれども、一般的にランダム化比較試験は、「Aという薬はプラセボと比較して、あるイベントの抑制（あるいは発生）に効果がある」といった臨床仮説を検証するために行われるんだ。臨床的に意味のある差が統計学的に検出できるよう、研究に必要な症例数をあらかじめ厳密に計算している。

統計学的に有意な差がつくかどうかは、検討しているイベントの発生数（この場合下肢切断）に影響を受けますからね。症例数が足りずイベント発生数が少なければ、本当は臨床的に重要な差があったとしても、有意な差として検出されにくくくなるので厳密な計算が必要なんですね。

そうそう。なので、臨床的に意味のあるイベント発生数を想定して、それに基づいて被験者数をあらかじめ決定しているんだ。ここで注意が必要なのは、このように厳密な検証ができる仮説は、一般的に、1つのランダム化比較試験につき1つだけだということだよ。その仮説検証のための評価項目を「一次アウトカム」あるいは「プライマリアウトカム」と呼ぶ。つまりランダム化比較試の一次アウトカムであれば偶然的に差が出てしまう可能性は低い一方で、症例数などの最適化が行われていないそれ以外のアウトカム（二次アウトカムやサブグループ解析の結果など）については、偶然的に差が出る可能性も十分にあるということだ。

「仮説そのもの」か「検証された仮説」かに話を戻すと、ランダム化比較試験の一次アウトカムで有意差がついたのであれば、それは「検証された仮説」だということ。しかし一次アウトカム以外で有意差がついたのなら、それは新たに生成された知見ではあるけれども、「検証された仮説」ではなく「仮説そのもの」ということになる。

つまり、カナグリフロジンで下肢切断が増える、というのが偶然的に示された可能性が高い研究結果なのか、それとも検証された仮説なのかを判断するためには、この大規模臨床試験の一次アウトカムがどんな評価項目だったのかを確認しなければいけないのですね。

仮に「下肢切断」がこの研究の一次アウトカムだったとしたら、「カナグリフロジンで下肢切断リスクが2倍に増える」は検証された仮説ということになり、カナグリフロジンは臨床で積極的に用いるべき薬剤ではなくなるだろうね。

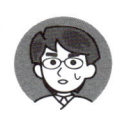

出典情報を見てみよう。添付文書の末尾の「23. 主要文献」の1）に「Neal B, et al.: N Engl J Med. 2017; 377（7）: 644-657」と記載されている。この書誌情報をそのままPubMedの検索ボックスに入れて検索すれば、抄録画面に直接アクセスできるよ 図2 。

図2　添付文書の書誌情報をそのまま検索ボックスに入れて PubMed 検索した結果

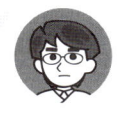

この研究は心血管リスクの高い2型糖尿病患者さん1万142人を対象としたランダム化比較試験だ[1]（正確には2つのランダム化比較試験の統合研究）。被験者は、カナグリフロジン投与群とプラセボ投与群にランダムに割り付けられている。検討された一次アウトカムは「心血管死亡」「非致死的心筋梗塞」「非致死的脳卒中」の複合心血管イベントとなっているね。

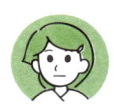

つまり、下肢切断はこの研究の一次アウトカムではない？

そういうことだ。この研究は「カナグリフロジンで心血管イベントが抑制できるのか？」という臨床仮説を検証するために実施された研究であって、下肢切断リスクを検証するために実施された研究ではない。従って、心血管イベントに関する結果は「検証された仮説」といえるけれども、下肢切断リスクは、この研究を実施したことにより生成された「仮説そのもの」にすぎない。

ではこの結果をもって、カナグリフロジンで下肢切断リスクが増加するとはいえないのですね。

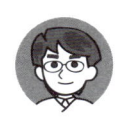

「仮説にすぎない」という観点からすればそういうことだ。でも下肢切断リスクというアウトカムは患者さんにとって取り返しのつかない重大な転帰だよね。仮説といえど、決して軽視はできない。仮説生成的に示された情報は、それが病態生理学的に矛盾していないか、用量の増減とリスクの増減が相関するか、他の研究報告との一貫性はあるかなどを複合的に考えて、評価する必要がある。その際役立つのが、ある要因がある疾患の発症に関連するかどうかを推論する手法「Hillの判断基準[2]」**表1** だ。

へー、この判断基準ではランダム化比較試験で検討されているかどうかは、9つの基準うちの1つでしかないのですね。1つの研究結果だけでなく、様々な論文情報を横断的に読み込まないと、有害事象は適切に評価できないということが良く分かります。あ、でもこれは、治療効果や予防効果などの有効性の評価についてもいえますね。

表1　Hillの判断基準

判断基準	概要
関連の強固性	疫学的研究における治療群と非治療群の比較で評価。 （イベント発生率の相対比が大きければ強固性が強い）
関連の時間性	治療・曝露などの要因（原因）がアウトカム（結果）に先行しているかを評価
関連の一貫性	異なる地域、国、人種など、どの集団においても同じ効果を認めるかどうかを評価
関連の特異性	要因が結果を引き起こすという、因果推論の経路が説明できるかを評価
整合性	原因と結果の関連において、先行する研究などの知識と整合性があるかを評価
妥当性	生物学的に矛盾なく説明できるかどうかを評価
量反応関係	用量の増減とリスクの増減が相関するかを評価
類似性	既に認められた因果関係でよく似たものがあるかを評価
実験的証拠	観察された関連性を支持する実験的研究（RCTなど）が存在するかを評価

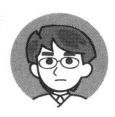

ランダム化比較試験では、有害事象に関する評価項目が一次アウトカムに設定されることはまずないんだ。「有害事象が増える」という仮説を検証するなんて、ヒトを対象とした臨床試験では倫理的に許されないからね。また、ランダム化比較試験の実施には莫大なコストがかかる。そのため大規模な症例を長期にわたり追跡することは困難だ。つまり、発生頻度がまれな有害事象は、ランダム化比較試験で検出することが難しいといえる。

従って、有効性についてはランダム化比較試験を優先的に参照するべきだけど、有害事象について調べたいときには「症例報告」や「コホート研究」、「症例対照研究」などの観察研究の結果も参照する必要があるだろうね。

◇ 解説 ────────────────────

「Single Citation Matcher」による論文検索

　引用文献の書誌情報が分かっている場合、そのままPubMedの検索ボックスに入れて検索すれば、論文を容易に探し出すことができます。あるいは「掲載ジャーナル」「掲載年」「最初のページ」「著者名」のうちの3つが分かっていれば、「Single Citation Matcher」という機能を使って論文情報を検索できます **図3**。

　添付文書に記載されている書誌情報「Neal B, et al.: N Engl J Med. 2017; 377（7）: 644-657」を基に、著者名に「Neal B」、発表年に「2017」、最初のページ「644」を入力して検索してみると、目的の論文にアクセスできます **図4**。

安全性評価における「ランダム化比較試験」の限界

　治療効果や予防効果など有効性の評価においても、複数の医学論文情報を横断的に評価していくことは肝要ですが、患者さんに臨床的な不利益を与えかねない有害事象の評価に関しては、より慎重に評

図3 PubMedのトップ画面とSingle Citation Matcher

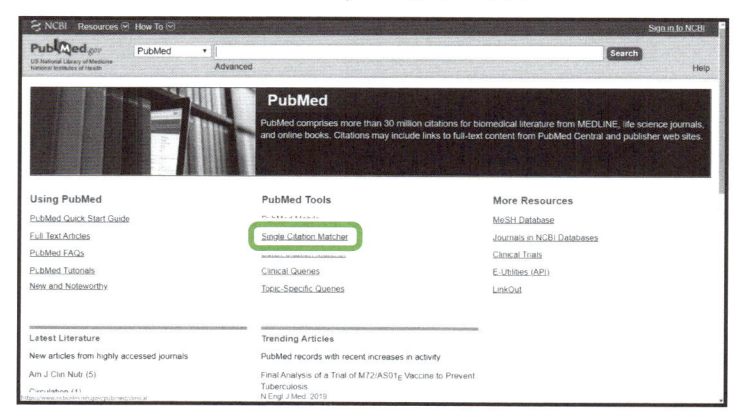

図4 Single Citation Matcher入力画面

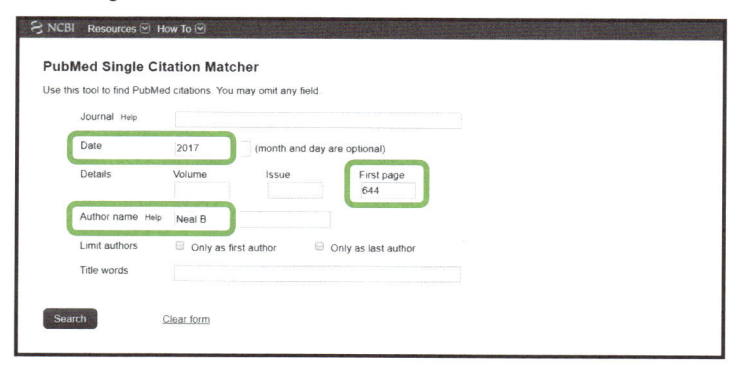

価を行う必要があるでしょう。

　ランダム化比較試験において、有害事象を一次アウトカムとして検証することは倫理的に許されません。従って、仮に「ランダム化比較試験で有害事象リスクの増加が示された」と書かれていても、それは検証された仮説ではなく、仮説そのもの（仮説生成的な知見）である可能性が高いといえます。つまり本当に有害事象が発生し得るのか、それともその研究でたまたま示された結果なのか、その判別ができないということです。

　とはいえ、重大な有害事象のリスクが示唆された場合（たとえ一次アウトカムでなくても）、それは重要な仮説であり軽視することはできません。示された結果が病態生理学的に妥当かどうか、類似の研究報告があるかどうか、投与量の増減とリスクの増減が相関するかなどを横断的に評価していく必要があるでしょう。

ランダム化比較試験において有害事象の発生がみられなかった場合

「下肢切断」のように、人の生命や生活に重大な影響を与える有害事象はその発生頻度がまれであることが多く、通常はランダム化比較試験の研究1つだけで検出される可能性は低いといえます。

まれな事象の生起確率に関する統計的推測については「Rule of Three」という考え方を知っておくと良いでしょう。Rule of Threeとは「n人調べて1度も事象が観測されなくても、他のn人中の3人に事象が観測される可能性がある」という、統計学的に導出された法則です[3]。つまり、100人を対象とした臨床試験で1度も観測されなかった有害事象であっても、別の100人を対象に研究を行えばこのうちの3人に有害事象が起こり得るということです。この法則は被験者人数によらず成立します。

やや分かりにくいかもしれませんが、この法則が意味していることは、「有害事象の発生率が1000例中1例（0.1％）以下である」ことを示すためには3000人の被験者を対象に薬剤を投与し、有害事象の発現がないことを確認すれば良いということです。

逆にいえば、3000人の被験者を対象とした試験を実施しなければ、発生率が0.1％より低い有害事象は確認できない可能性があるということです。ランダム化比較試験は大規模臨床試験といえども、被験者数の規模は数千例が一般的です。仮に5000例を対象にしたランダム化比較試験が実施されたとしても、実薬群に割り付けられるのはその半分の2500例ですから、この試験で0.1％の発現率の有害事象を検出するのは難しいということになります。新薬の承認申請で実施されたランダム化比較試験で、たとえ重篤な有害事象報告がなされていなくても、市販後にまれな有害事象が起こり得る可能性は十分に残されていることに注意が必要です。 （青島周一）

参考文献

1) Neal B, et al : Canagliflozin and Cardiovascular and Renal Events in Type 2 Diabetes. N Engl J Med. 2017 Aug 17;377(7):644-657. PMID: 28605608

2) HILL AB. The Environment and Disease: Association or Causation? Proc R Soc Med. 1965 May;58:295-300. PMID: 14283879

3) 岩崎 学, 吉田 清隆：稀な事象の生起確率に関する統計的推測—Rule of Threeとその周辺— 計量生物学. 2005 年 26 巻 2 号 p. 53-63.

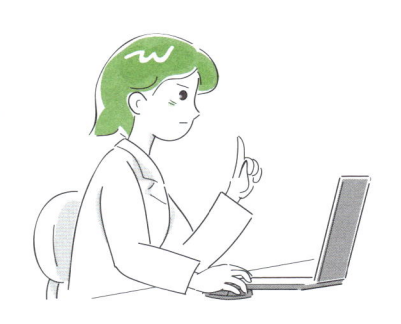

有害事象のリスク、評価に適した試験デザインは？

「コホート研究」による有害事象リスクの評価

POINT 「ランダム化比較試験」では、ランダム化という手法を用いることによって、介入群と対照群の被験者背景（年齢や喫煙歴、病歴など）の偏りを避けることができます。そのため試験結果の妥当性は高く、介入効果そのものを検出するうえで優れた研究手法といえます。しかし、膨大な人数の被験者を長期間追跡することは困難であり、有害事象の検討には向いていません。

　薬の有害事象リスクについて知りたい場合には、「コホート研究」の論文を優先的に検索すると効率よく情報収集できるでしょう。コホート研究は、ランダム化比較試験と比較して、大規模な症例を長期間追跡して解析することができるため有害事象のリスク評価に適しているのです。しかしながらコホート研究の結果そのものの妥当性は、ランダム化比較試験に比べると劣ります。従って類似する他の論文情報も参照しながら、一貫した結果が示されているかどうかを確認することが大切です。

　類似する論文の検索には、PubMed 抄録画面の右側に表示される「Similar articles」を活用すると良いでしょう。ヒットした論文の数が多い場合には、フィルター機能を活用すると、効率的に絞り込みができます。

エイコ

　「ランダム化比較試験」ではカナグリフロジンの下肢切断リスクの増加が示されていましたが、それは「検証された仮説」ではなく、試験を実施したことで生成された「仮説そのもの」であることが分かりました。カナグリフロジンと下肢切断リスクとの関連性について、もう少し論文検索を続けてみたいと思うのですが、PubMed での検索ワードは「SGLT2 inhibitor」+「amputation」で良いでしょうか？

ヨシオ先輩

うん。検索ワードは薬の有効性を調べたときと同様に、「薬剤名（もしくは薬剤クラス名）」と「想定される有害事象名」で良いと思う。カナグリフロジンのクラス名として「SGLT2 inhibitor」を選んだんだね、いいと思うよ **図1**。

51件もヒットしてしまいましたが、どの論文から見ていけば良いのでしょう。優先順位みたいなものはありますか？

優先的に参照すると良い論文のおおよその判断基準は、①報告年が新しい、②論文のタイトルから検索テーマとの関連性の高さがうかがえる、③有効性についてならランダム化比較試験、④有害事象については「コホート研究」や「症例対照研究」、といった具合だ。このような基準で論文を選んでいけば効率が良いと思うよ **表1**。

図1　「SGLT2 inhibitor」＋「amputation」でPubMed検索した結果

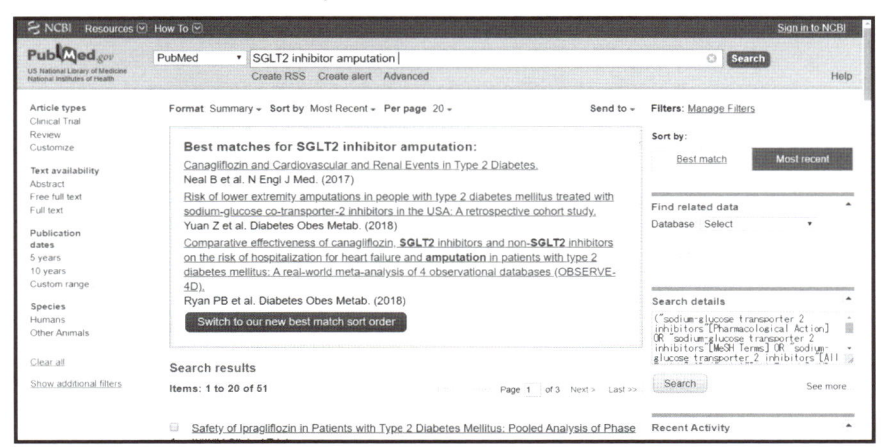

表1　検索結果一覧から優先的にアクセスするとよい論文情報

①　なるべく報告年が新しい論文
②　論文タイトルから、調べているテーマとの関連性が高いと分かる論文
③　治療効果や予防効果について調べている場合はランダム化比較試験論文
④　有害事象について調べている場合はコホート研究もしくは症例対照研究
⑤　どんな検索テーマでも複数の研究をまとめて解析しているシステマティックレビュー・メタ分析の論文

今回の検索の結果、上部の「Best matches for」という項目に、検索ワードと特に関連性の高い論文情報を3つ表示してくれている。その2番目に「Risk of lower extremity amputations in people with type 2 diabetes mellitus treated with sodium-glucose co-transporter-2 inhibitors in the USA: A retrospective cohort study.」というタイトルの論文[1]があるでしょう **図2**。報告年は比較的新しくて、タイトルは「米国においてSGLT2阻害薬で治療された2型糖尿病患者における下肢切断のリスク：後ろ向きコホート研究」だから、検索テーマとの関連性も高いようだ。さらにこの研究のデザインはタイトルからも分かる通り、「コホート研究（cohort study）」だ。一般的にコホート研究は大規模な症例を解析することができ、まれな有害事象のリスク評価に向いている。まずは、この論文を見ていけばいいんじゃないかな。

はい、抄録を読んでみます。解析の対象はSGLT2阻害薬新規使用者11万8018人と、SGLT2阻害薬以外の糖尿病治療薬使用者22万6623人だと書かれています。SGLT2阻害薬新規使用者11万8018人のうち、カナグリフロジン使用者は7万3024人とあります。ランダム化比較試験の被験者数とは桁違いですね。

図2　疑問にマッチした論文の抄録画面

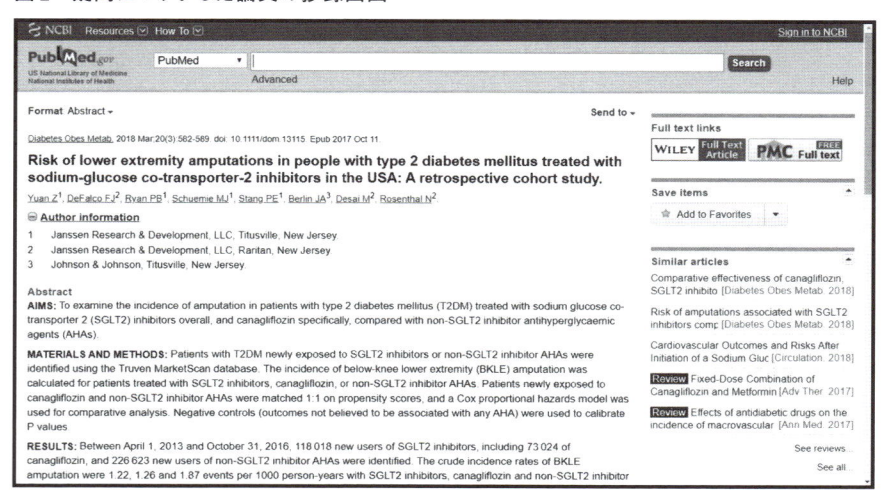

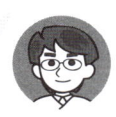

30万人以上を対象に追跡調査を行うことは、ランダム化比較試験ではほぼ不可能だろう。この論文によると下肢切断はカナグリフロジンで1000人年当たり1.18件、SGLT2阻害薬以外の糖尿病治療薬では1000人年当たり1.12件となっている。背景因子の差異で統計学的に補正した後の相対比は0.98で、有意差は認めないという結果だね。

カナグリフロジンのランダム化比較試験で示された、服用者のリスクが2倍になったという結果は、やはり、たまただったのでしょうか。

大規模な症例を解析できるコホート研究は、有害事象の検討に有用だと考えられるけれど、研究結果そのものの妥当性はランダム化比較試験に劣る。この研究結果についてもいろいろな解釈ができるけれども、例えばSGLT2阻害薬を飲んでいる患者さんってどんな背景の人たちなんだろうか?

SGLT2阻害薬は糖尿病治療薬の中では新しい薬です。薬価も少し高めですよね。なので、最新の治療に関心が高い医師の診察を受けていて、経済的にも余裕のある患者さんなんでしょうか…。

うん、良い所に目を付けたと思うよ。社会経済的地位が健康状態に影響を与えることは数多くの社会疫学的研究で示されている。また、最新の治療に関心の高い医師は、より丁寧に患者さんを診察していたかもしれない。つまりこの研究でSGLT2阻害薬を服用していた集団は、服用していなかった集団に比べて、潜在的に健康状態が良好であり、そもそも下肢切断リスクが低かった可能性があるんだ。

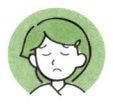

つまりコホート研究では、ランダム化比較試験と異なり、比較する2群の患者背景が厳密には均一でないのですね。SGLT2阻害薬と下肢切断リスクに明確な因果関係があるかどうかについて、この研究結果からは判別が難しいということが分かりましたが、なんだかモヤモヤします。

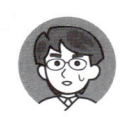

カナグリフロジンが下肢切断リスクを引き起こす病態生理学的なメカニズムもよく分かっていないことから関連性は低いのかなぁという印象だけれども、他の研究論文も参照して、一貫した結果が示されているかどうかを確認することが大切だね。「Similar articles」を確認してみよう 図3 。

リストの一番上に表示されている論文、これもコホート研究ですね！ 図4

図3　抄録右側のSimilar articles

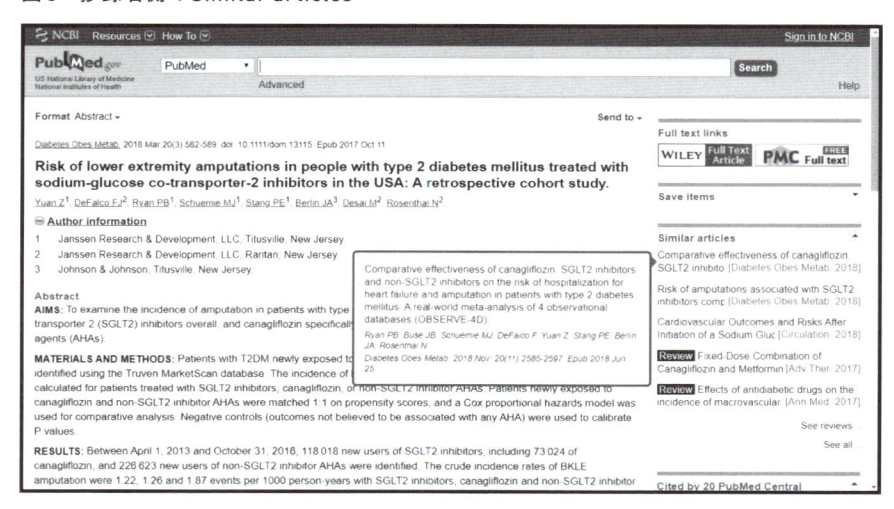

図4　Similar articlesのリストの一番上に表示された論文の抄録

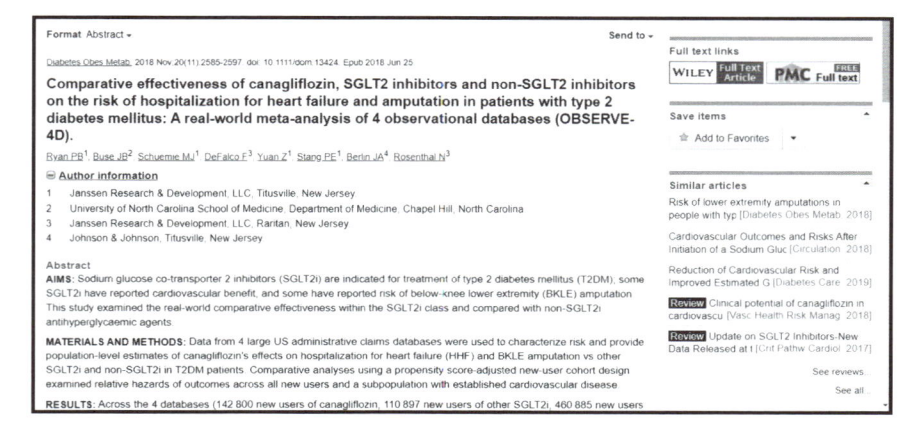

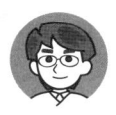

正確には米国の4つの大規模データベースを統合解析した論文[2]だね。解析対象者はカナグリフロジン新規使用者が14万2800人、カナグリフロジンでないSGLT2阻害薬の新規使用者が11万897人、SGLT2阻害薬以外の薬剤使用者が46万885人だ。この70万人規模のコホート研究でも、カナグリフロジンによる下肢切断リスクの増加は示されていないようだ（ハザード比1.01［95%信頼区間0.93～1.10］）。先ほど参照した30万人以上の規模のコホート研究の結果に加え、この研究でも差が見出せていないということは、臨床的に問題となるリスクが存在する可能性は低い、というのが現時点の答えかもしれないね。

◆ 解説 ◆

「コホート研究」とその限界

　コホートとは、一定期間にわたり追跡調査を受ける集団のことです。もともとは古代ローマの歩兵隊の一単位で、数百人からなる兵隊の一群を意味する言葉でした。コホートに登録されている患者さんのデータを用いて、健康状態と検討したい曝露要因との関連性を一定期間にわたり追跡調査する研究手法を「コホート研究」と呼びます。曝露とは、疾患を発症する以前の特定の状態という意味です。例えば、薬剤を服用している状態、喫煙している状態、あるいは運動している状態なども曝露と考えることができます。薬剤、喫煙、運動が、曝露因子ということになります。

　コホート研究は、一般的に「ランダム化比較試験」よりも大規模な症例を長期に扱うことができるので、発生頻度がまれな有害事象の検出に向いているといえます。しかし一方で、ランダム化が行われないコホート研究では、曝露群と非曝露群の患者背景に片寄りが生じることがあり、曝露と健康状態の関連性に大きな影響を与えることがあります（交絡バイアス）。

　例として、薬を飲んでいる人と飲んでいない人について考えてみましょう。薬を飲んでいる人は医療機関を受診することができる認知機能や身体機能を保っており（または介護者がいるなどの環境が備わっ

ており)、健康への関心も高い集団だと考えられます。

　一方で薬を飲んでいない人は、そもそも健康に関心がないがゆえに医療機関を受診していないのかもしれませんし、想定される余命が限られているがために、すでに薬が処方されなくなったのかもしれません。つまり薬を飲んでいる人は、薬を飲んでいない人に比べて、薬の効果とは無関係に予後が良好な集団だったのかもしれないのです。

　コホート研究では、こうした被験者背景の差異を統計学的に補正して解析(多変量解析という)しますが、曝露群と非曝露群との間ですべての背景因子を均一にすることは困難であり、研究結果の妥当性はランダム化比較試験に比べると低くなります。

フィルター機能で検索結果を絞り込む

　研究結果そのものの妥当性がランダム化比較試験に劣るコホート研究は、治療効果や予防効果の評価には向いていません。示された結果はあくまで生成された仮説であり検証された仮説ではないからです。そのため、他の類似研究も参照しながら、研究結果に一貫性があるかどうかを見ていく必要があります。類似論文を探すに際には、PubMedの抄録画面の右側に表示される「Similar articles」を活用すると良いでしょう 図3 図5 。

図5　Similar articlesの表示

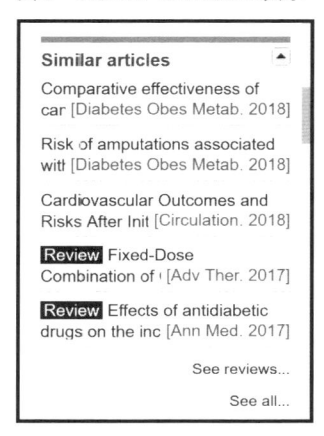

　Similar articles の全リストを見たい場合にはリストの下にある「See all...」をクリック、複数の研究をまとめた総説論文(review article)のみを見たい場合は「See reviews」をクリックします(総

図6　PubMedの検索結果画面とフィルター機能

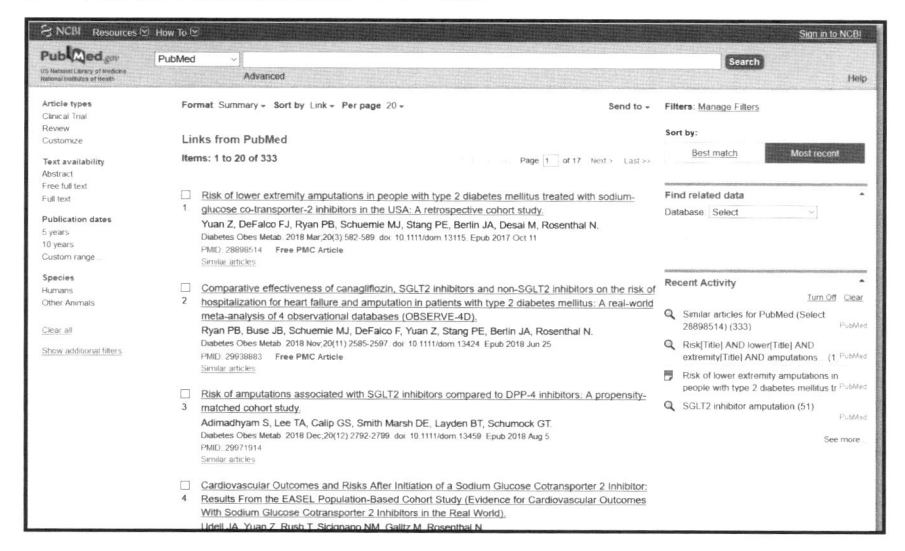

説論文については次項で解説）。

　また、PubMedの検索結果一覧の画面左にはフィルター機能がついています **図6**。「Article types」は研究デザイン、「Text availability」は無料で全文が閲覧できるものかそうでないか、「Publication dates」は報告年、「Species」はヒトを対象にした研究かヒト以外の動物を対象にした研究かで、それぞれフィルタリングすることができます。ヒットした論文数が膨大な場合には、必要に応じてフィルター機能を活用すると、効率よく絞り込むことができるでしょう。

（青島周一）

参考文献

1) Yuan Z, et al : Risk of lower extremity amputations in people with type 2 diabetes mellitus treated with sodium-glucose co-transporter-2 inhibitors in the USA : A retrospective cohort study. Diabetes Obes Metab. 2018 Mar;20(3):582-589. **PMID: 28898514**

2) Ryan PB, et al : Comparative effectiveness of canagliflozin, SGLT2 inhibitors and non-SGLT2 inhibitors on the risk of hospitalization for heart failure and amputation in patients with type 2 diabetes mellitus : A real-world meta-analysis of 4 observational databases (OBSERVE-4D). Diabetes Obes Metab. 2018 Nov;20(11):2585-2597. **PMID: 29938883**

検索ワードに「ncbi」を追加

　医学論文の検索はPubMedで行うのが一般的ですが、PubMedの論文情報もしくはPMCに収載されている論文はGoogleからでも検索が可能です。検索ワードの設定は、基本的にPubMed検索と同じです。すなわち治療効果や予防効果や有害事象について検討したい場合には、「薬の名称（あるいは薬剤クラス名）」＋「期待される効果（有害事象）」の英語ワードで検索を行います。しかしGoogleでは、この2つのワードだけでは検索上位にPubMed、PMC収載論文は表示されません。そこで「ncbi」という文字列を検索ワードに追加するのです。

　ncbiとは、米国国立医学図書館の一部門である「米国国立生物工学情報センター（National Center for Biotechnology Information）」の頭文字を取った略称です。検索ワードにncbiをつけるだけで、Google検索でも効率的にPubMedの論文情報を探すことができます。疑問のテーマに応じて研究デザインや報告年をつけ加えれば、さらに検索効率が上がることでしょう　表1 。

　実際に、「スタチン系薬剤で糖尿病リスクは増加するか？」という前景疑問に対し

表1　Googleで論文検索する際の検索ワード例

疑問	メイン検索ワード		サブ検索ワード	必須ワード
DPP-4阻害薬で心血管疾患のリスクは低下するか？	DPP4 inhibitor	cardiovascular		
スタチン系薬剤で糖尿病リスクは増加するか？	statin	diabetes	meta-analysis	
メトホルミンで心血管疾患のリスクは低下するか？	metformin	cardiovascular	2017	ncbi
うがいで感染症は予防できるか？	gargle	infection	randomized controlled trial	
ビタミンCで風邪は予防できるか？	vitamiC	cold prevention		

図1　「statin」＋「diabetes」＋「meta-analysis」＋「ncbi」でGoogle検索した結果

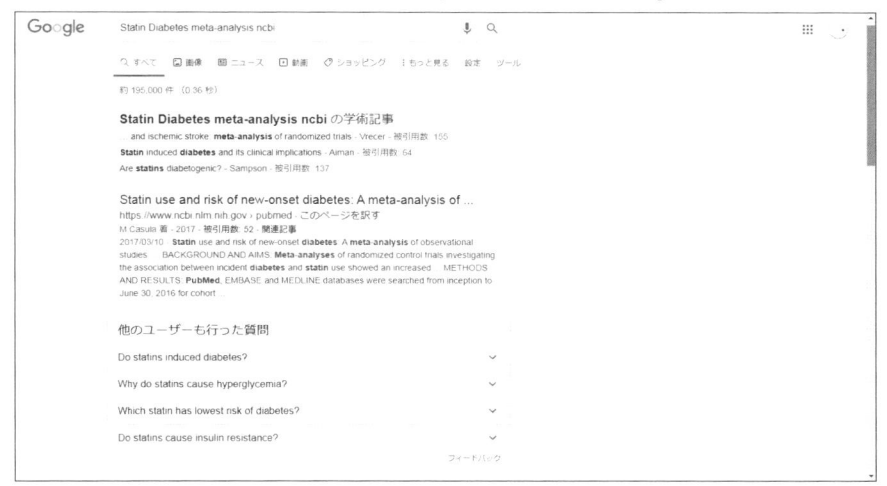

て、「statin」＋「diabetes」＋「meta-analysis」＋「ncbi」で論文検索してみましょう。検索結果上位に表示されたサイトのURLが、すべて、「https://www.ncbi.nlm.nih.gov」となっているのが分かると思います **図1**。「ncbi」を付けて検索したことで、PubMedもしくはPMCに収載されている論文情報が上位に上がってきたのです。

　検索結果の論文タイトルを見てみて、自分が調べている前景疑問にマッチしていそうな論文があればその抄録サイトにアクセスしてみても良いですし、あるいは「被引用数」が多い論文から優先的にアクセスしてみるのも良いでしょう。引用された回数が多いということはそれだけ注目度の高い論文情報であり、その分野で押さえておくべき主要論文（ランドマーク・スタディ）である可能性が高いからです。とはいえ、主要論文か否かにかかわらず、報告年が古い論文ほど、引用される機会は増加する傾向にあります。このことはまた、報告年が新しいにもかかわらず被引用数が多い場合には、非常に大きな関心を集めている論文であり、重要な示唆が得られる可能性が高いということでもあります。　　　　　　　　　　　　　　　　　（青島周一）

医師からの質問

DPP-4阻害薬の中で類天疱瘡のリスクに違いはある？

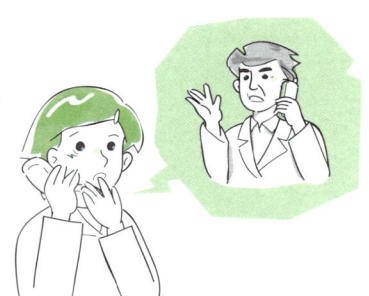

「総説論文」の活用

POINT オリジナル研究についての詳細な報告である「原著論文」に対して、先行研究を体系的に整理し、その時点での知見としてまとめたものを「総説論文（レビュー論文：review article）」と呼びます。総説論文は大きく、「システマティックレビュー」と「ナラティブレビュー」に分けることができます。両者の違いは、先行研究の集め方です。

先行研究の結果に一貫性がない場合、研究の集め方が、総説論文の最終的な結論に影響を与えることでしょう。そこで、論文著者の考えに合った都合の良い研究ばかりが採用されないように先行研究の採択基準を厳格に定め、複数のデータベースを使って網羅的に文献検索を行うのがシステマティックレビューです。他方でナラティブレビューは、システマティックレビューほど厳格な基準に沿って網羅的に先行研究を収集するわけではありませんが、主要な研究を集め、体系的に整理しています。

ナラティブレビューでは、システマティックレビューのように先行研究の採用基準を明示していることもほとんどありません。とはいえ、押さえておきたい主要な研究報告を1本の論文でまとめて把握することが可能であり、効率的に文献情報を収集するのに役立ちます。

エイコさん、何を調べているんだい？

ヨシオ先輩

エイコ

先ほど、北里クリニックの北里先生から質問があったので、PubMedで論文を検索していました。

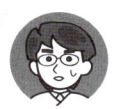

どんな質問だったのかな？

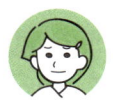

DPP-4阻害薬の水疱性類天疱瘡リスクについてなのです…。
「どうしてもDPP-4阻害薬を使いたい患者さんがいるんだ
けど、水疱性類天疱瘡リスクが心配なので、最も安全性の
高い薬剤がどれか教えてほしい」とのことでした。

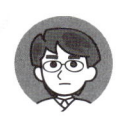

つまり、DPP-4阻害薬の中でも、薬剤によって水疱性類天
疱瘡リスクに差があるかを知りたいわけだね。

はい。とりあえず「Dipeptidyl Peptidase 4 Inhibitor」
と「Bullous Pemphigoid」でPubMed検索してみました
図1 。

図1 「Dipeptidyl Peptidase 4 Inhibitor」＋「Bullous Pemphigoid」でPubMed検索した結果

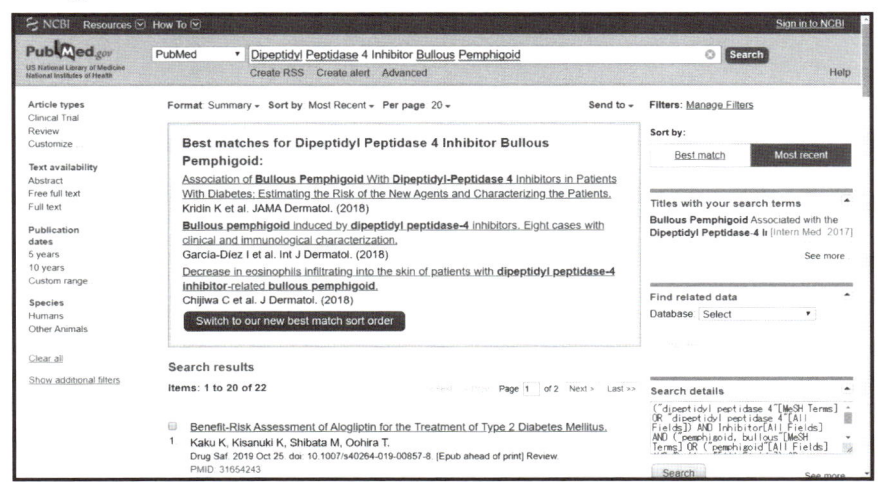

検索上部に枠囲みでBest matches for Dipeptidyl Peptidase 4 Inhibitor Bullous Pemphigoid:と記載があるね。枠囲み下のSwitch to our new best match sort orderのアイコンをクリックしてみよう。検索結果が報告年月日順から、検索ワードにマッチした順に並び替わるよ。4つ目の「Dipeptidyl Peptidase-4 Inhibitor-Associated Bullous Pemphigoid.[1)]」はまさに今回の疑問に参考となりそうなタイトルだ 図2 。

それが、先ほど、この論文の抄録をちょっと読んでみたのですが、研究結果というよりも、教科書的な解説が書いてある感じで…。なんというか、読みにくいのです。そもそも私、英語が苦手ですし。

この論文はオリジナル研究の結果を報告したものではなく、DPP-4阻害薬と水疱性類天疱瘡に関して、過去に報告されている研究論文をまとめて解説した論文だね。このように先行研究を体系的に整理し、その時点での知見をまとめた論文を「総説論文」と呼ぶよ。

図2　疑問にマッチした論文の抄録画面

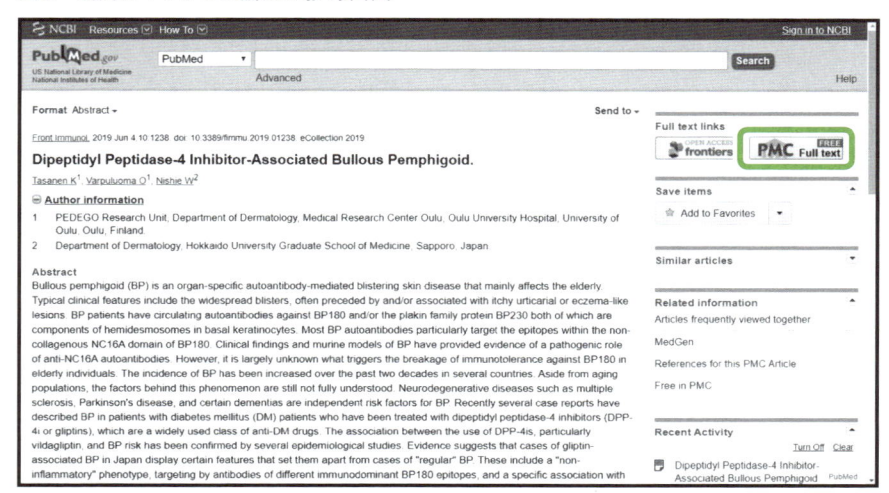

132

画面右上に「PMC FREE Full text」のアイコンがあるでしょう。このアイコンがついていれば、論文自体がPMC（米国国立医学図書館の国立生物工学情報センターが運営する無料オンライン論文アーカイブ）に収載されていて、全文が無料で読めるんだ。調べたいテーマに関して、全文が閲覧できる総説論文が見つかると、知識を体系的に整理するうえでとても役立つよ。抄録を眺めているだけでなく、是非とも全文にアクセスしてみよう。

全文を英語で読むのは私にはつらいところですが、ブラウザの翻訳機能を使うと、なんとか行けそうです。

Webブラウザが「Google Chrome」なら、右クリック→「T」でも表示されているページを一括翻訳できるね。もちろん、完璧な日本語にはならないけれど、どんな内容がどこに書かれているのかは大まかに把握できるはずだ。

水疱性類天疱瘡の臨床的、組織学的特徴から病因、疫学まで丁寧にまとめられていますね。Table 1に症例報告が、Table 2には臨床研究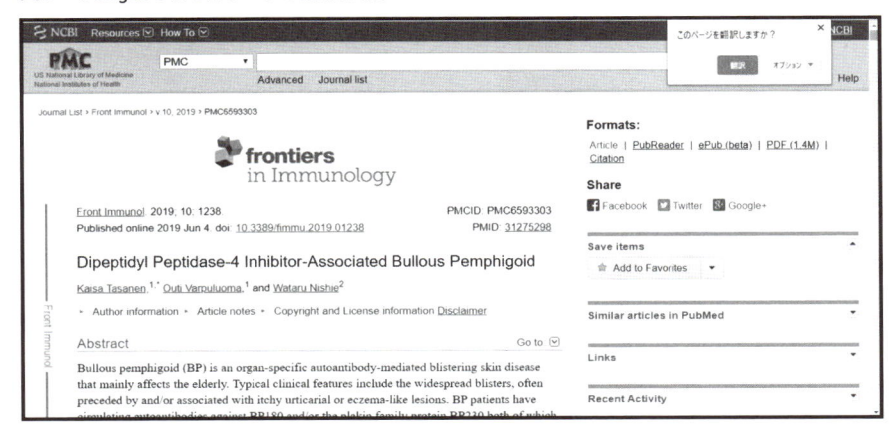がまとめられているようです。

図3　Google Chromeによる翻訳機能

図4 DPP-4阻害薬による水疱性類天疱瘡の症例報告リスト

Table 1

Selected case reports of gliptin-associated bullous pemphigoid.

First author	Number of cases	DPP-4 inhibitor used (n)	Latency time
Pasmatzi et al. (37)	2	Vildagliptin (2)	2 months
Skandalis et al. (38)	6	Vildagliptin (5), sitaglitpin (1)	2–13 months
Aouidad et al. (39)	3	Vildagliptin (1), sitagliptin (2)	5–6 months
Attaway et al. (40)	1	Sitagliptin (1)	12 months
Bene et al. (41)	3	Vildagliptin (3)	1–37 months
Mendonça et al. (42)	3	Vildagliptin (2), linagliptin (1)	45 days–3 months
Garcia et al. (43)	1	Vildagliptin	12 months
Haber et al. (44)	2	Linagliptin (2)	3–4 months
Sakai et al. (45)	1	Linagliptin (1)	9 months
Esposito et al. (46)	1	Linagliptin (1)	5 months
Yoshiji et al. (47)	5	Vildaglitpin (1), linagliptin (2), sitagliptin (1), anagliptin (1)	1–15 months
Harada et al. (48)	1	Sitagliptin (1)	3 years
Oya et al. (49)	1	Anagliptin (1)	1 month
Schaffer et al. (50)	9	Vildagliptin (4), sitagliptin (5)	5–48 months

図5 DPP-4阻害薬による水疱性類天疱瘡の関連性を検討した臨床研究のリスト

Table 2

Epidemiological studies of gliptin-associated bullous pemphigoid.

First author	Country	Population	Cases/controls, n	Mean age (cases), y	Adjusted OR
Schaffer et al. (50)	Switzerland	Hospital data	23 (DM+BP)/170(DM)	77.6	DPP-4i: 2.48 (95% CI 0.75–8.3)
Benzaquen et al. (53)	France	Hospital data (3 hospitals)	61 (BP+DM)/122(DM)	79.1	DPP-4i: 2.64 (95% CI 1.19–5.85) Vildagliptin: 3.57(95% CI 1.07–11.84) Sitagliptin: 2.13(95% CI 0.77–5.89) Linagliptin/saxagliptin: 2.90 (95% CI 0.47–17.74)
Varpuluoma et al. (54)	Finland	Nationwide registry data	3397/12941	76.6	DPP-4i: 2.19 (95% CI 1.55–3.11) Vildagliptin: 10.4(95% CI 4.56–23.80) Sitagliptin: 1.37 (95% CI 0.93–2.01) Metformin: 1.05 (95% CI ...

これだけの論文情報を自分で集めるとなるとなかなか大変でしょう？総説論文には、過去の主要な研究論文が一覧表で示されていることが多い。もちろん、総説論文の報告年が古い場合には、その後に新しい研究が報告されていないか注意する必要がある。けれど、背景知識が乏しい分野で情報を収集したい場合、まず総説論文を参照し、さらに個別の研究論文へアクセスしていくことで、主要な論文情報を効率よく収集できるはずだ。

Table 2 のリストを見てみると、ビルダグリプチン（日本での商品名：エクア）投与において、より大きなリスクが示された研究が多いみたいですね。

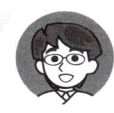

確かにどの研究も一貫して、ビルダグリプチンのオッズ比が高い。他の DPP-4 阻害薬と比較して、水疱性類天疱瘡との関連性が最も強いことが示されているね。研究結果の一貫性を確認するうえでも、この論文のように、報告年が新しく、質の高い総説論文が 1 つでも見つかると心強いよね。

DPP-4 阻害薬の中でも、ビルダグリプチンのリスクが特に高い、と解釈して良いのでしょうか？

もちろん、ビルダグリプチンと水疱性類天疱瘡との関連性をこの総説論文 1 本の情報で決定づけることは困難だ。それにこの論文は、レビュー対象となる先行研究の採択基準を厳格に定め、複数のデータベースを網羅的に検索したシステマティックレビューではないようだ。論文執筆者の論旨に都合の良い論文のみが集められている可能性もあるよ。この論文を読む限り、ビルダグリプチンを他の DPP-4 阻害薬を差し置いてまで積極的に使う理由は少ないと思うけれど、北里先生への回答までまだ時間があるようなら、この論文以降に報告された研究がないか、もう一度検索してみると良いね。

総説論文の活用

　DPP-4 阻害薬と水疱性類天疱瘡については、日本でも、関連性を示唆する複数の症例が報告されています[2, 3]。厚生労働省は 2016 年、DPP-4 阻害薬の添付文書に、重大な副作用として「類天疱瘡」を追記するよう改訂指示を出しました。

　さて、今回は疑問を解決するに当たり、「総説論文」を参照しました。医学論文は、オリジナルの研究に基づく論文と、先行研究を題材とする論文の 2 つに分けることができます。これまで取り上げてきた前後比較研究論文、ランダム化比較試験論文、コホート研究論文は、いずれもオリジナルの研究に基づく「原著論文」です。

　原著論文に対して、特定のテーマに関する先行研究を体系的に整理し、ある時点までの知見をまとめた論文を「総説論文（レビュー論文）」と呼びます。総説論文には、厳格な基準を定め網羅的に文献情報を収集した「システマティックレビュー」と、システマティックレビューほど網羅的ではありませんが、主要な文献を集めた「ナラティブレビュー」があります。

　ナラティブレビューはシステマティックレビューのように厳格な研究組み入れ基準を明示していることは少なく、論文検索が網羅的に行われているとも限りません。とはいえ、多くの場合、押さえておくべき重要文献が整理されており、効率よく情報収集することが可能です。

　ナラティブレビューは質の高いものから低いものまで様々です。優先的に参照するとよいナラティブレビューの条件としては、①自分の文献検索環境で論文全文が読めること、②引用文献数が豊富であること、③総説論文の報告年が新しいこと、の 3 つが挙げられます **表1** 。 （青島周一）

表1　優先的に参照するとよいナラティブレビューの条件

---

① 自分の検索環境で全文が閲覧できる論文（整理されている主要な
研究情報の詳細は、抄録ではなく本文に記載されている）

② 引用文献数が多い（目安としては 100 文献程度）

③ 報告年が新しい（報告年が古い総説論文は、その後に報告された
研究結果によって内容が更新されているかもしれない）

参考文献

1）Tasanen K, et al : Dipeptidyl Peptidase-4 Inhibitor-Associated Bullous
Pemphigoid. Front Immunol. 2019 Jun 4;10:1238. PMID: 31275298

2）服部 晃広, 他：シタグリプチン投与後に水疱性類天疱瘡を発症した1例. 糖尿
病. 2013 年 56 巻 11 号 p. 881-885.

3）Yoshiji S, et al : Bullous pemphigoid associated with dipeptidyl peptidase-4
inhibitors: A report of five cases. J Diabetes Investig. 2018 Mar;9(2):445-447.
PMID: 28520234

有害事象のリスク評価 コホート研究以外で 参照するのは？

「症例対照研究」による有害事象リスクの評価

POINT 有害事象のリスク評価では、1つの論文情報から決定的な示唆を得られることは少ないので、複数の研究論文を横断的に考察していく必要があります。大規模な症例を長期間追跡できる点では「コホート研究」が有害事象のリスク評価に適していますが、その他の研究デザインの論文も参照していきたいところです。

　今回取り上げる「症例対照研究」は、「ランダム化比較試験」やコホート研究と比較して、低コストかつ迅速な解析が可能であることから、有害事象の評価やリスクファクターの探索によく用いられます。ただし、追跡調査をする研究ではないので、時間の前後関係が明らかではないことが多いです。示された研究結果が因果関係なのか見かけ上の相関関係なのかについて、丁寧に考察していく必要があるでしょう。

エイコ　DPP-4阻害薬と水疱性類天疱瘡のリスクについて、もう少し調べてみたいです。前回の検索 **図1** で5番目に表示されていた論文[1]が良いかなと思ったのですが、どうでしょうか。研究デザインが「コホート研究」や「ランダム化比較試験」とは異なるようです **図2** 。

研究デザインは論文タイトルに記載されていることが多いけれど、この論文には書かれていないようだ。そんなときは研究方法に関する項目を見てみよう。抄録の上から2番目の、「DESIGN, SETTING, AND PARTICIPANTS」の項目だね。ここに記載があるように、この研究は「症例対照研究（case-control study）」だ。　**ヨシオ先輩**

図1 「Dipeptidyl Peptidase 4 Inhibitor」＋「Bullous Pemphigoid」でPubMed検索し、検索
ワードにマッチした順に並べ替えた結果

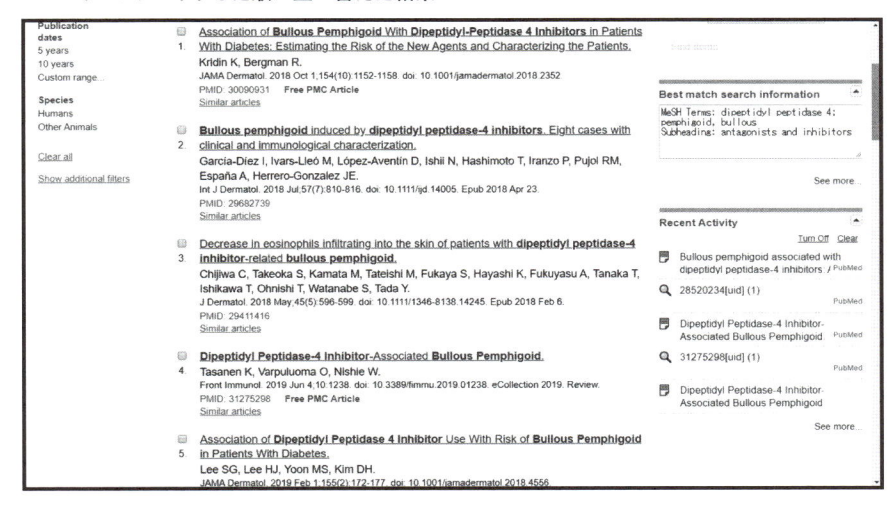

図2 疑問にマッチした論文抄録画面

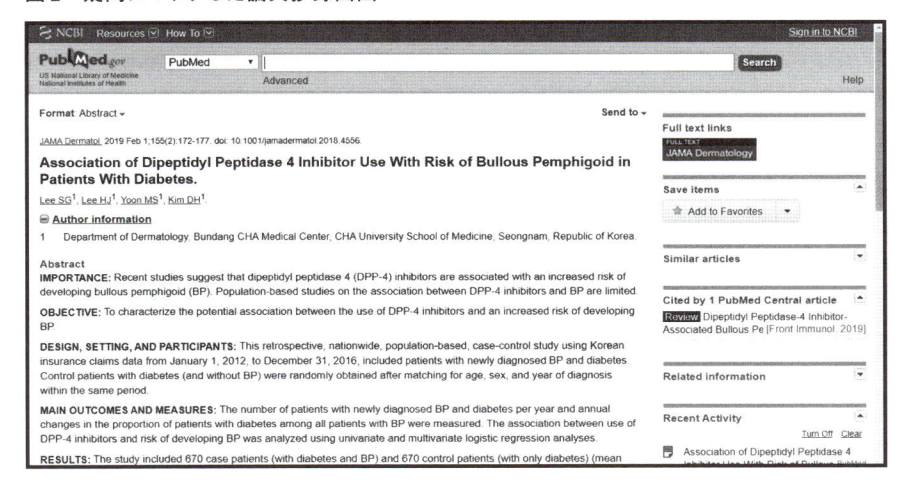

症例対照研究って何ですか？

簡単にいうと、検討したい健康状態の人と、そうではない人
を選び出して、両者を比較する研究さ。今回の論文では水
疱性類天疱瘡を発症している人と発症していない人を選び
出し、それぞれのDPP-4阻害薬の使用状況（曝露割合）を
比較している。

なるほど、水疱性類天疱瘡を発症している人で、DPP-4阻害薬の使用割合が高ければ関連性がある、ということですね。この研究では、水疱性類天疱瘡を発症している人670例と、そうでない人670例が集められているようですね。

うん。この2群について調査し、DPP-4阻害薬の使用割合を比較して、水疱性類天疱瘡との関連性を評価しているんだね。結果を見てみると、水疱性類天疱瘡を発症した人は、そうでない人に比べてDPP-4阻害薬の使用割合が約1.58倍であることが示されている（オッズ比1.58 [95%信頼区間1.25～2.00]）。オッズ比は発症率の比ではないので、厳密にはリスクの程度を示す指標ではないのだけれど、発症頻度がまれな事象については、リスク比に近似できるとされている。つまり、この研究では、DPP-4阻害薬を服用していると、そうでない場合に比べて水疱性類天疱瘡のリスクが1.58倍に増加すると考えても良いことになる。

この研究でもビルダグリプチン（日本での商品名：エクア）のリスクが高いみたいです（オッズ比1.81 [95%信頼区間1.31～2.50]）。あと、男性でもリスクが高いようです（オッズ比1.91 [95%信頼区間1.39～2.63]）。ということは男性では特に、ビルダグリプチン以外を使うというのが、妥当な選択かもしれませんね。

症例対照研究の結果を解釈するに当たって注意が必要なのは、コホート研究の結果と同様、あくまで仮説生成的な知見であるということだ。症例群と対照群で患者背景が異なる症例対照研究は、研究結果そのものの妥当性は必ずしも高くない。また、症例対照研究では追跡調査を行っていないことも結果を解釈するうえで重要なポイントだ。

どういうことですか？

ある曝露や介入と健康状態の変化に因果関係がある場合、その曝露や介入は、健康状態の変化より時間的に前（過去）でなければいけない。健康状態が変化した後に、曝露や介入をしていたら、その曝露や介入が健康状態の変化の原因だとは主張できないよね。つまり時系列で、原因が結果に先行していることが証明できないと因果関係は立証できないんだ。ところが症例対照研究では、追跡調査によって疾患の発症を観察するのではなく、最初に検討したい健康状態の人（疾患を有する人）を集め、その後で曝露の割合を調べている。

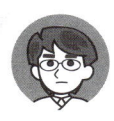

つまり、DPP-4阻害薬で水疱性類天疱瘡が引き起こされたのか（因果関係）、水疱性類天疱瘡を発症している人にDPP-4阻害薬の服用者が多いのか（相関関係）、症例対照研究の結果だけからでは判別できないわけだ。

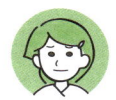

DPP-4阻害薬で水疱性類天疱瘡が引き起こされているのか、水疱性類天疱瘡を発症している人にDPP-4阻害薬の服用者が多いのか…。どちらでも同じような気がしますけど…。

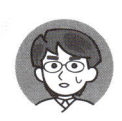

いや、全然違うよ。例えば「ベンゾジアゼピン系薬剤を服用している人に認知症が多い」という症例対照研究の報告があったとしよう。この結果が示唆しているのは、ベンゾジアゼピン系薬剤で認知症のリスクが増える可能性だよね。

しかし、認知症を将来発症する人は、その前段階において不穏や不安を経験することが多いことが報告されている。その対症療法でベンゾジアゼピン系薬剤が処方されることも少なくないだろう。認知症の進行は、一般的には数年単位であることを踏まえれば、この場合、ベンゾジアゼピン系薬剤が認知症を引き起こしているのではなく、認知症になる人でベンゾジアゼピン系薬剤服用者が多いという可能性を考えることができる。つまり、ベンゾジアゼピン系薬剤と認知症リスクに因果関係はないということさ。

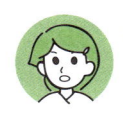

なるほど。症例対照研究では因果関係か、見かけ上の相関関係か区別をつけることができないんですね。

ただ、先日の総説論文で取り上げられていた複数の研究でも、一貫してビルダグリプチンの水疱性類天疱瘡リスクが高いことが示されていたよね。ビルダグリプチンでなぜリスクが高いのか、その病態生理学的な理由は明らかではないけれども、研究結果の一貫性という観点からすれば、エイコさんの言う通り、男性においてはビルダグリプチン以外のDPP-4阻害薬を使う、という判断は妥当だと思う。

解説

「症例対照研究」はコスト、効率で有利
ただし「因果関係」の判別は困難

　疾患/症状を発症した症例群と、疾患/症状を発症していない対照群を比較し、曝露の状況を比較することによって、疾患/症状と曝露の関連を評価する研究手法を「症例対照研究（case-control study）」と呼びます。

　一般的に症例対照研究は、必要な情報がデータベースに存在していればいつでも研究を開始することができ、追跡調査も不要なので、短時間で解析結果を得ることができます（新規にデータを取得していく前向き症例対照研究を除く）。有害事象リスクの検討において、コスト面、効率性、ともに優れた研究手法ということができるでしょう。

　ただし、結果そのものの妥当性は決して高くありません。原因と結果の関連においては、結果に先行して原因があるはずです。時間軸上に「原因→結果」の流れが存在していなければいけません。因果関係という概念は、時間の前後関係を前提として成り立っているのです。

　しかし症例対照研究では、疾患/症状の有無に基づいて調査対象者を抽出し、曝露の状況を調査するので、「発症したのが曝露の前か後か」といった前後関係までは通常分かりません。従って「原因→結

果」の関連なのか、「結果→原因」の関連なのかを厳密に判別することは困難なのです。

有害事象リスクの評価

　「ランダム化比較試験」の一次アウトカムとして有害事象リスクが検討されることはまれです。従って有害事象に関する医学論文情報の多くは検証された仮説ではなく、仮説生成的な知見なのです。つまり、一次アウトカム以外のランダム化比較試験の結果も、「コホート研究」の結果も、症例対照研究の結果も、あるいは「症例報告」でさえ、仮説という点では同列なものであり、その情報価値は等価です。有害事象リスクについては、Hillの判断基準（→116ページ参照）などを活用しながら、複数の研究結果に基づき、丁寧に考察していく必要があります。

（青島周一）

参考文献

1）Lee SG, et al : Association of Dipeptidyl Peptidase 4 Inhibitor Use With Risk of Bullous Pemphigoid in Patients With Diabetes. JAMA Dermatol. 2019 Feb 1;155(2):172-177. PMID: 30624566

「フェブキソスタット」で心血管死亡が増える?

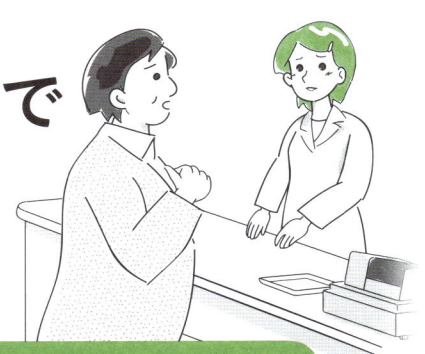

システマティックレビュー・メタ分析の活用

POINT 「ランダム化比較試験」の結果であっても、一次アウトカム以外の研究結果はあくまで仮説生成的な知見であり、単独では強固なエビデンスとはいえません。また観察研究の結果も検証された仮説ではなく、研究結果そのものの妥当性は必ずしも高いとはいえません。

1つの研究データで示された仮説生成的な研究結果について、他の研究でも一貫した結果が出ているのかを、効率よく把握できるのが「総説論文」です。総説論文の中でも、過去の研究報告を偏りなく網羅的に収集し、横断的に分析したものを「システマティックレビュー」と呼びます。1つの研究結果のみを参照するのに比べて、薬の有効性・安全性についてより詳細に検討できます。さらに、個々の研究結果を統計学的に統合して分析する手法を「メタ分析」と呼びます。

医学的介入の治療効果や予防効果の評価、あるいは有害事象などの安全性評価において、システマティックレビュー・メタ分析の論文が見つかれば、より深い考察が可能となります。

エイコ

先日、患者さんから「フェブキソスタット（商品名：フェブリク）って心臓に悪いの?」って聞かれました。インターネットで自分が服用している薬を調べていたら、そういうWebサイトがあったそうです。

米国食品医薬品局（FDA）は2019年2月21日付で、フェブキソスタットの安全性情報に関するWebサイトの記載をアップデートしている[1]。この記事でFDAは、フェブキソスタットの死亡リスクがアロプリノールを上回ると結論してるんだ。なかなか衝撃的だよね。ちなみにこの告知はフェブキソスタットとアロプリノールを直接比較したランダム化比較試験「CARES試験[2]」の二次アウトカムの結果に基づいている。患者さんが見たWebサイトも、CARES試験に関するものだったのかもしれないね。

ヨシオ先輩

その研究、私も最近になって知りました。フェブキソスタットの心血管死亡が、アロプリノールに比べて34％多いっていう結果ですよね。一次アウトカムではないので仮説生成的な知見ではありますが、少し気になったので、「febuxostat」と「cardiovascular」を検索ワードに、最新の論文をPubMedで検索してみました。「Sort by：」で検索結果を報告年順に並べ替えて、上から5番目の論文のタイトルが良いなと思って読んでみたんです 図1 。

図1 「febuxostat」＋「cardiovascular」でPubMed検索した結果を報告年順にソート

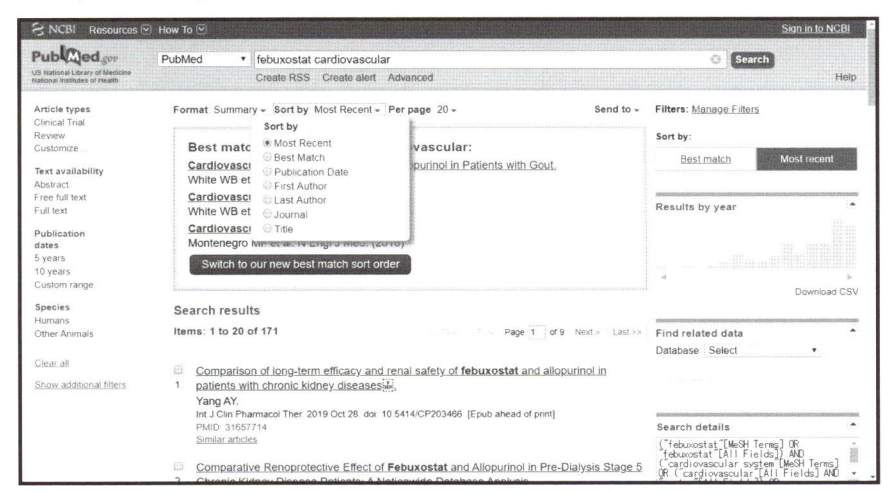

論文検索にだいぶ慣れてきたようだね。エイコさんがすでにやったように、検索結果は画面上部の「Sort by：」でBest Matchや報告年（Most Recent）、著者（First Author）などで並べ替えることができる。で、報告年が新しい順に並べ替えた結果、5番目の論文タイトルが「Comparative cardiovascular risk of allopurinol versus febuxostat in patients with gout: a nation-wide cohort study.」だったわけだね。これはアロプリノールとフェブキソスタットを比較した「コホート研究」[3]だ  。

はい。この研究によれば、心血管イベントに関して、フェブキソスタットとアロプリノールに有意な差は認めていません（ハザード比1.09［95%信頼区間0.90〜1.32］）。また、死亡リスクと心血管イベントを合わせて解析しても、両群に差を認めていないようです（ハザード比0.96［95%信頼区間0.79〜1.16］）。

なるほど、ランダム化比較試験の結果とコホート研究の結果に一貫性がないんだね。

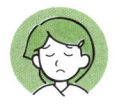
結局のところ、どう考えれば良いのでしょうか。

図2　報告年が新しい順に並べ替えた結果、5番目にあった論文の抄録画面

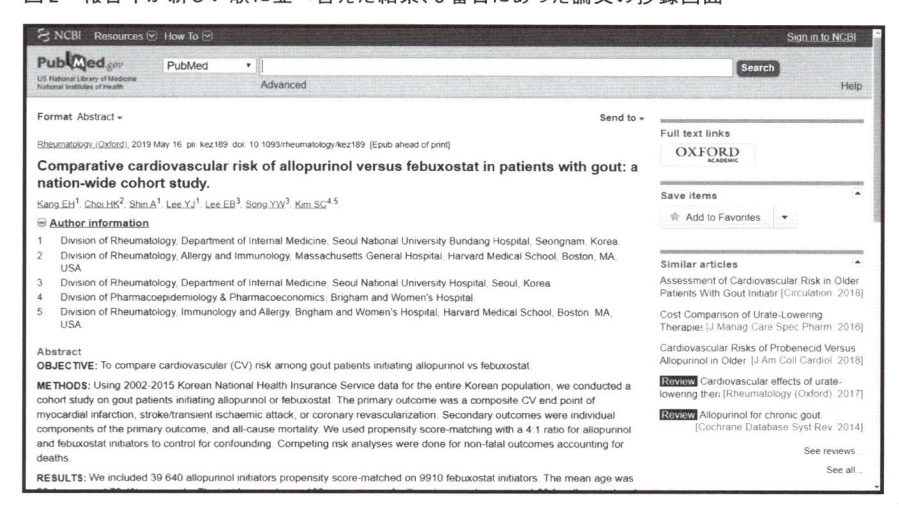

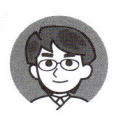

以前、「システマティックレビュー」について話したと思うけれど（→135ページ参照）、1つや2つの研究結果を参照しても判断に迷う場合には、関連文献を網羅的に収集して検討を加えたシステマティックレビューを検索して参照すると良い。検索結果の画面左にあるフィルター機能を使って、システマティックレビューのみを表示させてみよう。「Article types（研究デザイン）」の3番目、「Customize...」をクリックするとメニューが現れる。下にスクロールすると「Systematic Reviews」が見つかるよ 図3 。

8件まで絞られました。上から2番目の論文タイトルが今回の疑問にマッチしていそうです 図4 。

システマティックレビューは、メタ分析（Meta-Analysis）までしてあると結果を把握しやすい。2番目に検索された論文タイトルは「Febuxostat and Cardiovascular Events: A Systematic Review and Meta-Analysis.」[4]だから、メタ分析までされているようだね 図5 。

メタ分析って何ですか？

図3 研究デザイン（Article types）で「Systematic Reviews」を選んだ様子

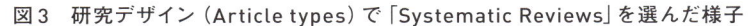

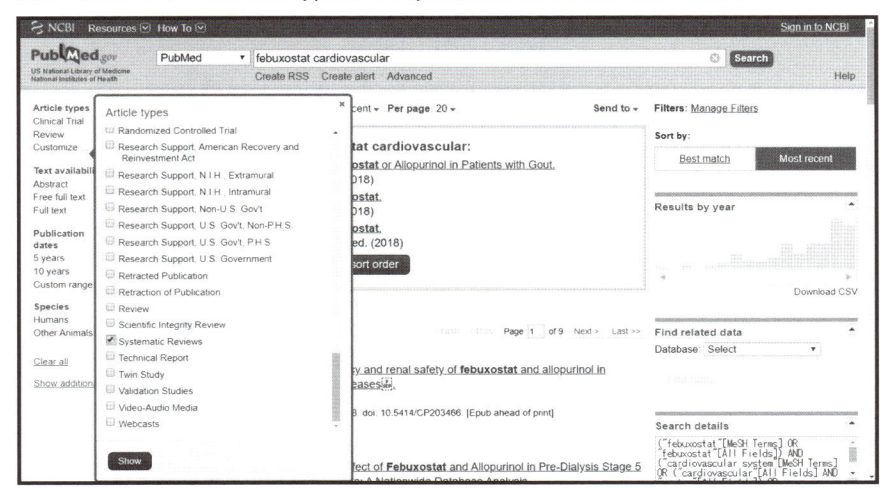

図4　フィルター機能を使って「Systematic Reviews」で絞り込んだ結果

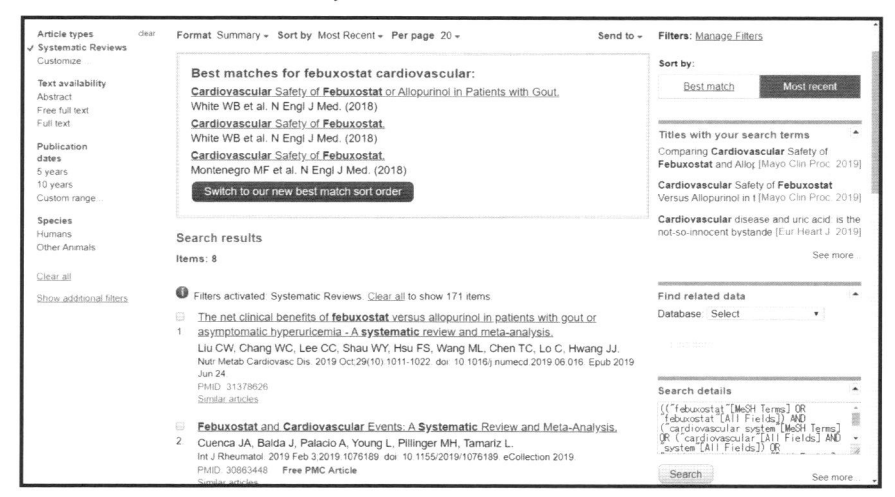

図5　疑問にマッチしたシステマティックレビュー・メタ分析の論文の抄録画面

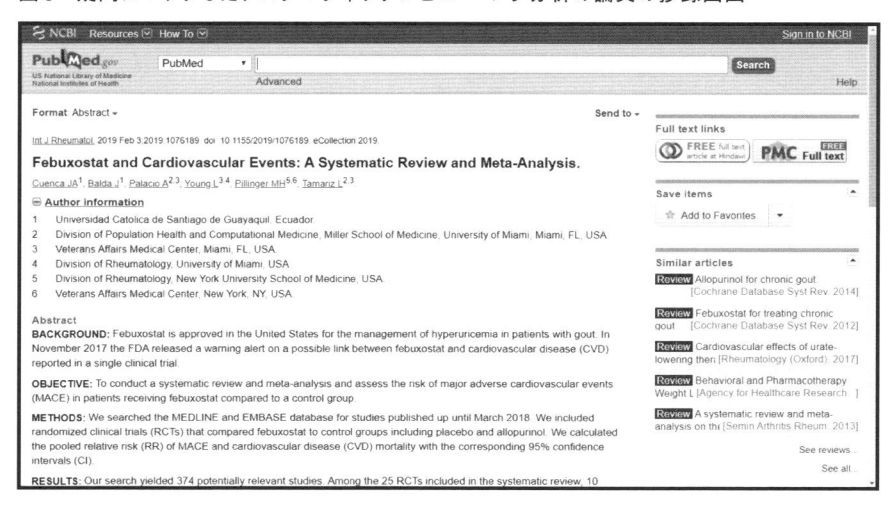

複数の研究を集めてきて、個々の研究結果を統計学的に
統合して分析することさ。個別の研究結果を定性的に評価
するのではなく、統計学的に統合処理するんだ。ちなみに、
網羅的に文献を集めていない（システマティックレビュー
ではない）メタ分析もあるよ。

なるほど、複数の研究データを1つにまとめて分析してくれているんですね。

このシステマティックレビューでは、ランダム化比較試験25件がレビュー対象となり、そのうち10件がメタ分析の対象となっている。プラセボや他の尿酸降下薬と比較したフェブキソスタットの相対危険は、「主要な心血管イベント」で、0.90［95％信頼区間0.60～1.50］でリスク低下傾向にあるが、有意差はついてない。他方で、心血管関連死亡は1.29［95％信頼区間1.10～1.66］と、有意に増加する。ただしCARES試験を除外してメタ分析してみると、相対危険は0.73［95％信頼区間0.24～2.25］となり、リスクは低下傾向になるね。

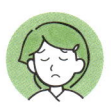

統合した個々の研究全体の分析結果が、CARES試験の結果に大きく引きずられてしまうのですね。CARES試験が仮説生成的な知見である以上、このメタ分析の結果も決定的とはいえないような…。

心血管イベントは増えていないのに心血管死亡が増えているというのも、病態生理学的に矛盾している気がするよね。

フェブキソスタットと心血管死亡リスクにはあまり関連性がないと、現時点では判断して良いのでしょうか？

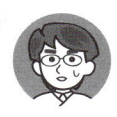

とはいえ、アロプリノールを差し置いてまで積極的に使う根拠もなさそうだけれど…。それにそもそも、フェブキソスタットを飲んでも心血管イベントのリスクに有意な変化がないことについてはどう思う？

心血管イベントを増やさずに尿酸値を下げることができる、安全な薬という気がしますが…。

「心血管イベントを増やさずに尿酸値を下げる」と言うと、何やら安全な薬という感じがするけれど、フェブキソスタットを飲む目的は「尿酸値を下げること」なんだろうか。高尿酸血症が心血管イベントのリスクファクターなので、患者さんはそのリスクを減らすために服用しているはずなのに、服用目的がすり替わっている気がする。そもそも、無症候性の高尿酸血症患者さんにこうした薬剤を積極的に用いるべきかについては、議論の余地があるかもしれないね。

解説

先行研究を網羅的に偏りなく
評価する「システマティックレビュー」

　過去に行われた研究論文を網羅的に検索し、偏りなく評価する研究手法を「システマティックレビュー（Systematic Review）」と呼びます。システマティックレビューでは論文情報を検索する前に、調べたいテーマについての疑問を明確化し、系統的な文献収集を行います。網羅的かつ研究者の恣意が入り込まない」文献検索を行うために、一般的には、①複数のデータベースで情報収集する、②検索ワードを厳格に設定する、③複数のサーベイヤーが独立して文献検索する、などの方法が取られます。

メタ分析

　また、収集した個々の研究結果を統計学的に統合して分析する手法を「メタ分析（meta-analysis）」と呼びます。メタ分析は、あくまで個々の研究結果を統合して分析することを指しており、論文情報が網羅的に収集されたか否かは問われません。従って、システマティックレビューではないメタ分析の研究論文も存在します。当然ながら、研究結果の妥当性の高さという観点からは、システマティックレビュー・メタ分析の論文が優れていることになります。

　なお、システマティックレビューを行った結果、研究間で結果の一

貫性が見られない場合や、治療方法が大きく異なる場合、あるいはランダム化比較試験と症例対照研究のような研究デザインが異なる場合などには、メタ分析が行われないこともあります。つまり、メタ分析が行われないシステマティックレビューもあるということです。

（青島周一）

参考文献

1）U.S Administration「FDA adds Boxed Warning for increased risk of death with gout medicine Uloric (febuxostat)」

2）White WB, et al : Cardiovascular Safety of Febuxostat or Allopurinol in Patients with Gout. N Engl J Med.2018;378:1200-10. PMID：29527974

3）Kang EH, et al : Comparative cardiovascular risk of allopurinol versus febuxostat in patients with gout: a nation-wide cohort study. Rheumatology (Oxford). 2019 May 16. [Epub ahead of print] PMID: 31098635

4）Cuenca JA, et al : Febuxostat and Cardiovascular Events: A Systematic Review and Meta-Analysis. Int J Rheumatol. 2019 Feb 3;2019:1076189. PMID: 30863448

英語検索と比べて劣る
日本語検索での医療情報の質

　医療機関を受診する前に、インターネットを利用して医療・健康情報を収集する患者さんは少なくありません[1]。特にがん患者さんについては、治療に関する情報収集にインターネットを広く活用していることが報告されています[2]。しかしインターネットで得られるがん治療に関する情報は、十分に信頼性が高いといえるのでしょうか。

　がん治療に関するインターネット情報の信頼性を評価した研究[3]が2018年に報告されています。この研究では、GoogleとYahoo!を検索エンジンとして、「がん治療」と「がん、治癒」の2つのワードで情報検索（両方とも日本語で検索）を行い、検索上位に表示された20件の情報サイトを評価しています。個別に5種類のがん（肺がん、乳がん、胃がん、大腸がん、肝臓がん）についても同様に検索を行い、サイトの情報の信頼性がレベルA～Cの3段階で評価されました。

　レベルAは「信頼できるサイト（がんの診療ガイドラインに準拠した情報を提供している）」、レベルBは「レベルAまたはレベルCのいずれにも該当しないサイト」、レベルCは「危険もしくは有害なサイト（国内未承認の治療に関する情報、あるいは有効性に関する科学的根拠がないにもかかわらず効果を過大に宣伝しているもの）」と定義されています。

　信頼性の評価は、腫瘍専門医3人、医学生3人、がん生存者3人によって行われ、医学生およびがん生存者の信頼性評価と、腫瘍内科医の評価との一貫性は、「カッパ係数（kappa coefficient）」を用いて評価されました。カッパ係数とは、ある現象を2人の観察者が観察した場合の評価がどの程度一致しているかを0～1で表す統計量のことであり、値が大きいほど評価の一致度が高いことを示します。

　この研究では最終的に、合計247件のサイトが評価されています。インターネット上でがん治療に関する情報を提供している調査対象サイトのうち、有害な情報を

表1　インターネット上のがん治療に関する情報の信頼性（文献3を基に青島が作成）

評価者	レベルA【信頼できるサイト】	レベルB	レベルC【有害なサイト】	カッパ係数
医学生	12.1%（30件/247件）	56.3%（139件/247件）	31.6%（78件/247件）	0.77
がん生存者	16.8%（41件/244件）	44.7%（109件/244件）	38.5%（94件/244件）	0.61
腫瘍専門医	10.1%（25件/247件）	51.4%（127件/247件）	38.5%（95件/247件）	（基準）

提供していると思われるサイトは3割を超えており、信頼できる情報を提供しているサイトの割合よりもはるかに多いという結果でした 表1 。

インターネット上で入手できるがん関連情報の質に関しては、2009年に報告された調査[4]でもほぼ同様の結果が示されています。この調査では、日本において、GoogleもしくはYahoo!を用いて「肺がん」のワードで検索しています。その結果、利用可能な信頼性の高い情報は50%未満にすぎず、検索結果からアクセスできるウェブサイトの10%は補完・代替医療に関する宣伝でした。

一方、米国では、Googleによる検索結果の80%は質の高い情報だったと報告されており、特に日本語で検索した場合に検索結果の質が悪いことが示されています。2009年当時と比較すると日本語版Googleの検索アルゴリズムなどは改善されているはずですが[5]、2018年の報告が示している通り、約10年経っても日本語による検索結果の質はそう大きくは変わっていないように思います。　　（青島周一）

参考文献

1）Hesse BW, et al : Trust and sources of health information: the impact of the Internet and its implications for health care providers: findings from the first Health Information National Trends Survey. Arch Intern Med.2005;165:2618-24. PMID : 16344419

2）Helft PR, et al : American oncologists' views of internet use by cancer patients: a mail survey of American Society of Clinical Oncology members. J Clin Oncol.2003;21:942-7. PMID : 12610198

3）Ogasawara R, et al : Reliability of Cancer Treatment Information on the Internet: Observational Study. JMIR Cancer.2018;4:e10031. PMID : 30559090

4）Goto Y, et al : Differences in the quality of information on the internet about lung cancer between the United States and Japan. J Thorac Oncol. 2009;4:829-33. PMID : 19550244

5）医療や健康に関連する検索結果の改善について

（https://webmaster-ja.googleblog.com/2017/12/for-more-reliable-health-search.html）

片頭痛かどうかを どう判断する？

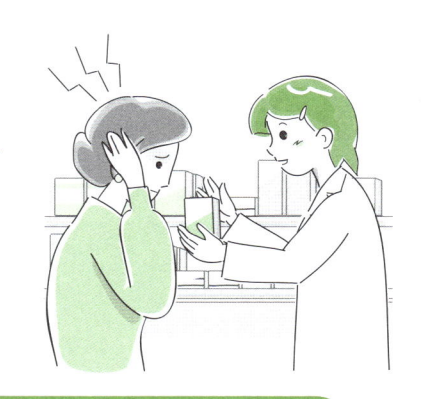

有病割合やリスクファクター情報の活用

POINT 患者さんの病態を知るうえで患者さんが訴える症状（臨床所見）や臨床検査値は重要な情報ですが、類似する複数の疾患を鑑別するには、こうした情報に加え、「疾患の頻度」や疾患の発生確率を高める要因「リスクファクター（危険因子）」に関する情報も役立ちます。例えば同じ感冒症状でも、冬季であればインフルエンザの可能性が高いでしょうし、夏季であればその可能性は低くなります。また、患者さんがインフルエンザワクチンの接種をしているかどうかも、インフルエンザかどうかを判断するうえで有用な情報といえるでしょう。

　疾患の頻度を表す指標である有病割合やリスクファクターについて知りたい場合は、「横断研究」の論文が参考になります（リスクファクターについては「症例対照研究」も重要な情報源となる）。PubMed で有病割合について検索したい場合は「疾患名」＋「prevalence」＋「必要に応じて Japan などの地名」、リスクファクターについて検索したい場合には「疾患名」＋「risk factor」を検索ワードにするとよいでしょう。

エイコ

先日、「いつもの片頭痛がまた出たんだ」と、ロキソプロフェンの OTC を買いに来られた患者さんがいらしたのですが、OTC で対応できる片頭痛のような一次性頭痛と、医療機関への受診勧奨が必要な二次性頭痛を見分けることは大事だなと思いました。

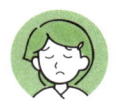

「慢性頭痛の診療ガイドライン2013」[1]にも一次性頭痛と二次性頭痛の見分け方が簡単に書いてありますが、「今までに経験したことがないような激しい頭痛」や、「外傷や発熱を伴う頭痛」を除けば、遭遇する頻度としては一次性頭痛である片頭痛がずっと多いですよね。頻度という観点から病態を推測すると、症状を聞いたときにまず考慮しなければいけない疾患の優先順位が、より明確になるような気がするんですが…。

ヨシオ先輩

絶対に見逃してはいけない緊急度の高い頭痛としては、「くも膜下出血」や「髄膜炎」などが挙げられるよね。「いつもと違う頭痛」という訴えにも注意が必要だ。でも確かに、病態を類推するに当たっては臨床所見や検査値に加えて、ある疾患かどうかの事前確率も重要な要素といえるね。例えば、同じ感冒症状でも、夏であればインフルエンザの可能性は低く、逆に冬では高いと考えるでしょう？これは、臨床症状に加えて、遭遇し得る疾患の頻度から病状を推論していることになる。

季節の他にも「女性ではより頻度が高い」とか「高齢者ではより頻度が低い」なんていう情報があれば、病状判断の参考になると思うんです。そういった情報って、どうやって調べれば良いのでしょう。

有病割合という言葉を聞いたことがあるかな？英語では「prevalence rate」で、一般的には有病率なんていわれるけれど、ある一時点における患者数の、単位人口に対する割合を示したものだ（ある一時点の患者数 ÷ 観察人口）。疾患の頻度を表す指標の一つで、有病割合が高いほど、その疾患はまれではなく遭遇頻度が高いことになる。

なるほど。例えば一次性頭痛には片頭痛の他に緊張型頭痛がありますけど、症状に関する情報だけでなく遭遇の頻度も考慮すれば、患者さんがどちらの病態である可能性が高いのかを推論することができそうですね。

さらに、どんな集団で有病割合が高いのかを知ることで、より推論の精度を上げることができる。例えば、有病割合に性差がある疾患も知られているよ。ある特定の疾患の発症に寄与し得る因子を「リスクファクター（危険因子）」と呼ぶ。喫煙は肺がんのリスクファクターといえるね。こうしたリスクファクターを持っているかどうかも、患者さんの病態を推論していくうえで参考になる。

臨床症状、有病割合、そしてリスクファクターの有無ですね。

有病割合の情報は診療ガイドラインなどに記載されていることが多いと思うけれど、「横断研究」の論文を参照することでも入手できるよ。

横断研究って何ですか？

横断研究は、特定の集団を対象に、ある一時点における疾患や障害 の有無などを測定・調査する研究のことで、疾患に関連し得る様々な要因も評価できるんだ。試しにPubMedで検索してみよう。検索ワードは「疾患名（病態名）」＋「prevalence」、そして日本の有病割合を知りたい場合には「Japan」を加えて検索すると良い。論文のタイトルや抄録の研究デザインの項目に「nationwide survey」あるいは「cross-sectional study」と書かれている論文を優先的に参照すると良いだろうね。

有病割合は地域によって異なる可能性があるから検索ワードとして地名（国名）をつけるんですね。では片頭痛の有病割合に関する論文を検索してみます。検索ワードは「migraine」＋「prevalence」＋「Japan」ですかね 図1 。

図1 「migraine」＋「prevalence」＋「Japan」で PubMed 検索し、「Best Match」でソート

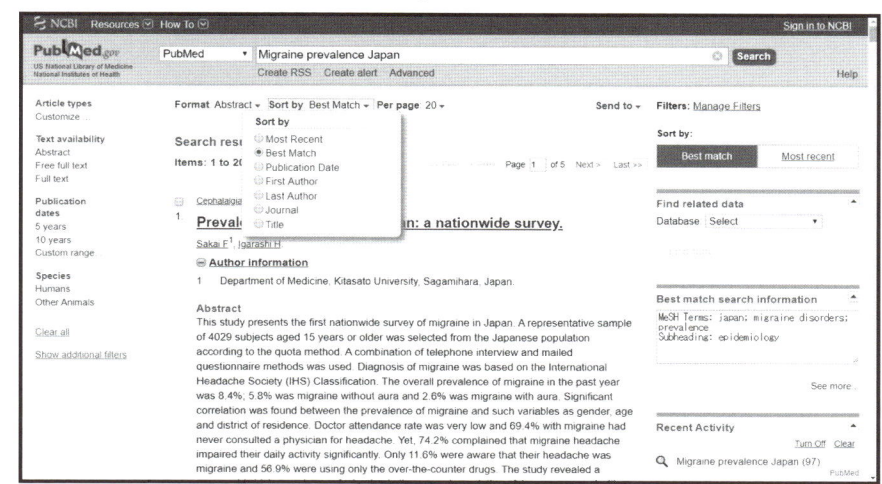

もちろん、海外の有病割合が参考にならない、ということでもない。けれどできる限り日本で実施された研究、それがなければ地理的に近い国（地域）、近い社会環境で実施された研究論文を参照した方が、目の前の患者さんの病態把握に役立つはずだ。

さて、ヒットした論文は90本以上か。論文数が多いときは「Best Match」で並べ替えてみよう。一番上に「Prevalence of migraine in Japan: a nationwide survey.」というタイトルの論文 [3] がある 図2 。1997年と少し古い研究だけど、片頭痛の有病割合がいきなり増加するとも考えにくいので参考になると思う。

15歳以上の4029人を対象とした研究のようです。片頭痛の有病割合は8.4％で、このうち前兆のない片頭痛が5.8％、前兆のある片頭痛が2.6％と記載があります。

図2 「Best Match」で並べ替えた結果、一番上に出てきた論文の抄録

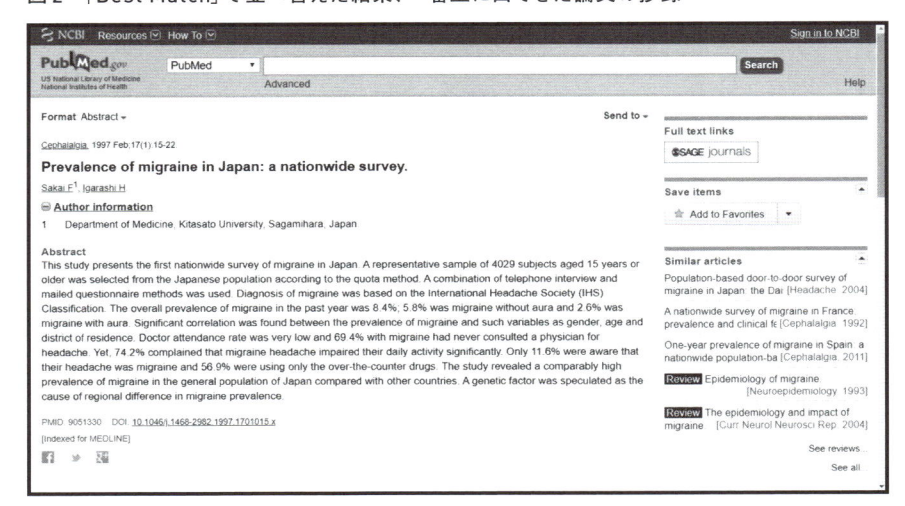

さらに、片頭痛患者さんの69.4％が医師に相談したことがないとも記載があるね。現在の状況とは異なるかもしれないけれど、片頭痛がありながら医療機関を受診しない人はかなり多いのかもしれない。頭痛でOTCを買いに来た人のうち、二次性頭痛を除外できれば、片頭痛の可能性は高そうだね。

有病割合についても、複数の研究情報を参考にした方がよいのでしょうか？

複数の研究報告があるのならもちろん、他の研究データも参考にした方が良いと思う。さらにシステマティックレビュー・メタ分析まであると心強い。Similar articles の「See all...」をクリックして一覧を表示させてみよう 。上から2番目の論文、これも日本の研究[2]のようだ 。

日本人5758人を対象とした調査のようです。全体の有病割合は男性2.3％、女性9.1％で、女性の方が多いという結果が報告されています。

図3　See all...でSimilar articlesのリストを表示させた結果

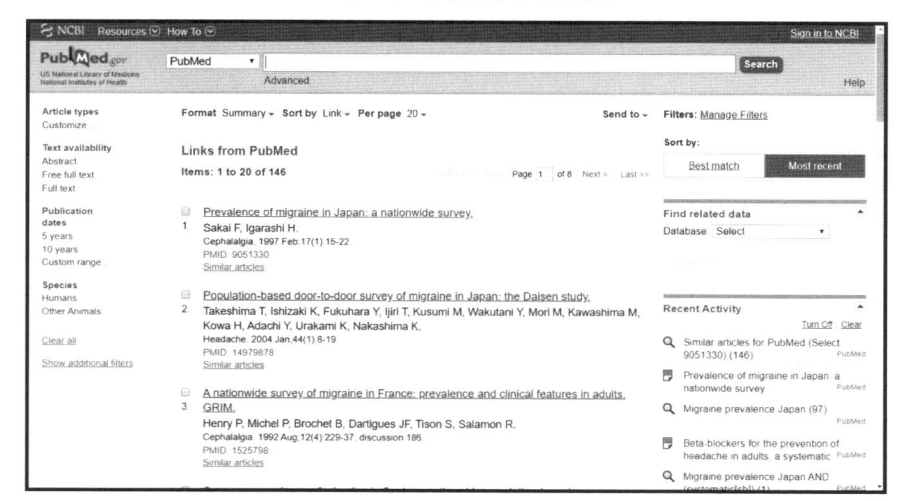

図4　Similar articlesで2番目に表示された論文の抄録画面

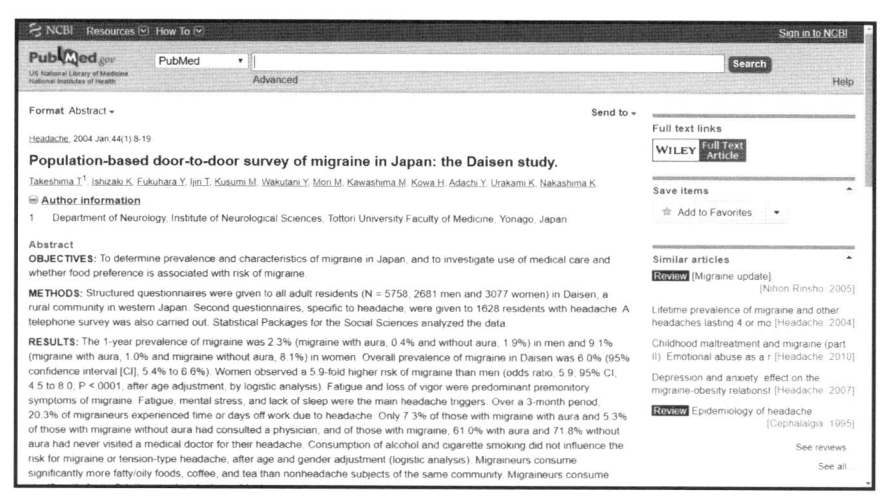

性別が「女性」であることは片頭痛のリスクファクターだということだね。女性の患者さんであれば、片頭痛である可能性が少なからず高まるわけだ。「どんな人で疾患が多いのか」という疾患のリスクファクターを知ることも、疾患を鑑別する際に重要な情報となるね。

リスクファクターについてもう少し知りたいのですが、どうすれば良いのでしょう。

「疾患名」＋「risk factor」で検索してみると良い。リスクファクターの場合は横断研究のみならず「症例対照研究」、あるいはそれらをまとめた「総説論文」も参考になるよ。

「migraine」＋「risk factor」で検索して、Best Matchで結果をソートしてみます 図5 。

1番目の論文なんてどうだろう。論文タイトルは「Chronic migraine: risk factors, mechanisms and treatment（慢性片頭痛：リスクファクター、メカニズム、治療）」[4]だから、今回の疑問とマッチしていると思うよ 図6 。

片頭痛のリスクファクターとして、「頭痛薬の乱用」「肥満」「うつ病」「ストレス」「女性」「低学歴」などが挙げられています。

図5 「migraine」＋「risk factor」で PubMed 検索し、Best Match でソート

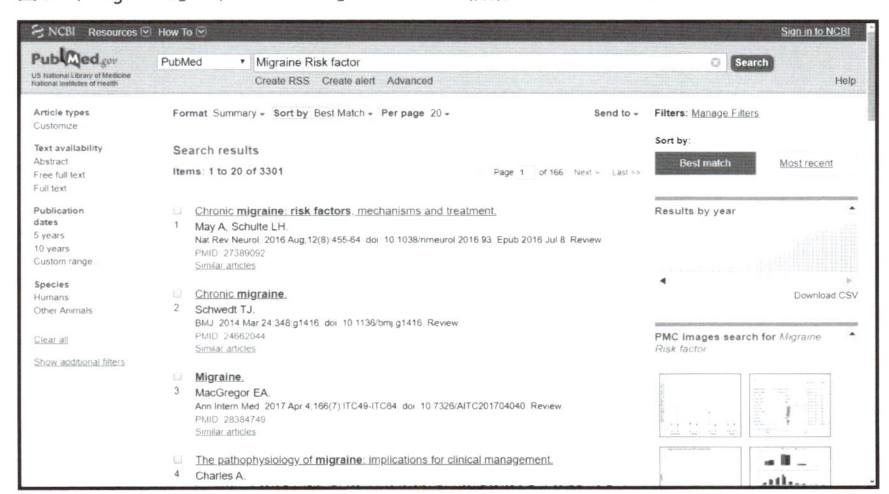

図6　Best Matchでソートした結果、一番上に出てきた論文の抄録画面

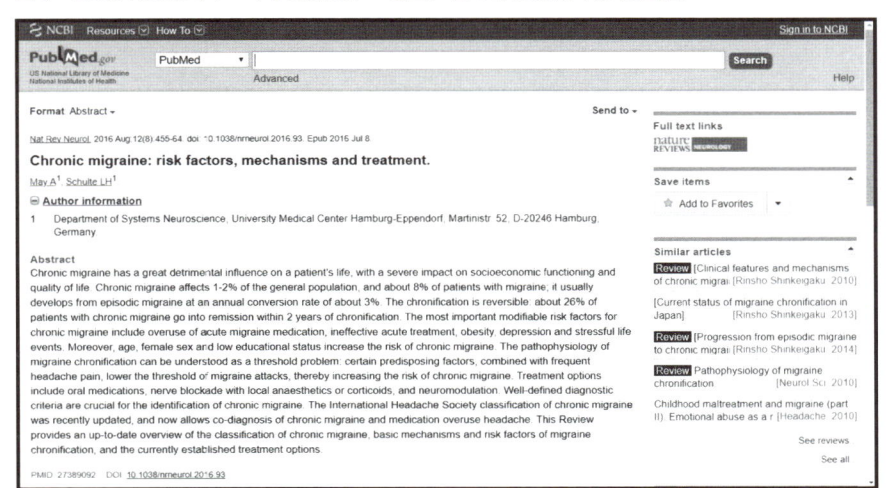

リスクファクターは患者さんの病態を推論するうえで重要な情報だけれど、治療においても重要な情報だ。リスクファクターは大きく「修正可能な因子」と「修正不可能な因子」に分けられる。性別や遺伝的要因は修正が困難（不可能）な因子だけど、生活習慣などは修正したり排除することが可能な因子で、修正・排除によって疾患の状態が改善するかもしれない。

なるほど。片頭痛のリスクファクターについては、「性別」「低学歴」などは介入が困難ですが、「頭痛薬乱用」「肥満」「ストレス」などは修正を目的とした介入ができそうです。介入によって片頭痛発作の頻度が低下すれば、そもそも頭痛薬は不要となりますね。

そう。リスクファクターが修正可能な因子であった場合、リスクファクターを知り、それを取り除くことで疾患の治癒（改善）につながることもある。疾患の頻度やリスクファクターを知ることは、治療を考えるうえでも重要なんだよ。

疾患の頻度やリスクファクターは患者さんの病態を推論するために必要な情報

　患者さんが訴える症状や臨床検査値は、患者さんの病態を知るうえで重要な情報といえます。しかし、臨床症状が類似している複数の疾患を見分ける際には、疾患の頻度や「リスクファクター（危険因子）」に関する情報も重要です。

　リスクファクターとは、疾患発生の危険性を高める可能性を有する要因のことです。その要因が必ず疾患を引き起こすということではなく、あくまで疾患を発症する危険性を高めるものです。修正可能なリスクファクターと、修正不可能なリスクファクターに、大きく分けることができます 表1 。

表1　リスクファクターとなり得る因子

リスクファクターとなり得る 修正不可能な因子の例	リスクファクターとなり得る 修正可能な因子の例
年齢、性別、家族の病歴、遺伝的要因	飲酒、喫煙などの生活習慣、運動習慣、薬剤使用、ストレス

　例えば目の前の患者さんの上気道炎症状が、一般的な風邪なのか、インフルエンザなのかを考える場合、インフルエンザの流行状況やワクチン接種の有無、身近な家族にインフルエンザに罹った人がいるかどうかなどの情報も参考になることでしょう。インフルエンザの流行状況は疾患の頻度に関する情報で、身近な家族にインフルエンザ罹患者がいるかどうか、ワクチンを接種しているかどうかはリスクファクターに関する情報です。

有病割合は「横断研究」で報告される

　有病割合は疾患の頻度に関する指標で、一般的に「横断研究（cross-sectional study）」によって報告されます。横断研究は集団のある一時点での疾患の有無と要因の保有状況を調査するもので、

疾患に関連し得る様々な要因を一度に測定、評価できる研究手法です。追跡調査を行う研究ではないため、原因と結果の関連性を時系列では評価できず、因果関係を論じることは困難です。しかし特定の疾患の集団にはどんな要因を持つ人が多いのかを把握することができ、疾患のリスクファクターを評価するうえでも、参考となる情報を提供してくれます。

なお、リスクファクターを調べる目的では「症例対照研究（→138ページ参照）」や、個々の症例対照研究をまとめた「総説論文」なども参考になります。PubMedで論文を検索する際は、有病割合については「疾患名」＋「prevalence」＋「必要に応じてJapanなどの地名」を、リスクファクターについては「疾患名」＋「risk factor」を検索ワードにするとよいでしょう。 （青島周一）

参考文献

1) 日本神経学会・日本頭痛学会（監）「慢性頭痛の診療ガイドライン2013」（https://minds.jcqhc.or.jp/n/med/4/med0025/G0000601 ）

2) Takeshima T, et al : Population-based door-to-door survey of migraine in Japan: the Daisen study. Headache. 2004 Jan;44(1):8-19. PMID: 14979878

3) Sakai F, et al : Prevalence of migraine in Japan: a nationwide survey. Cephalalgia. 1997 Feb;17(1):15-22. PMID: 9051330

4) May A, et al : Chronic migraine: risk factors, mechanisms and treatment. Nat Rev Neurol. 2016 Aug;12(8):455-64. PMID: 27389092

PubMed以外に便利な論文検索サイトはある？

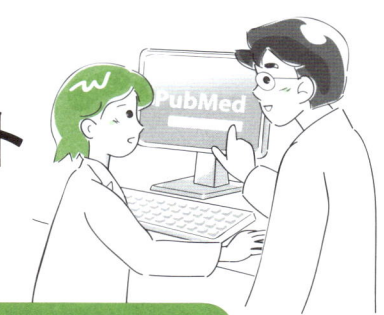

「コクラン・ライブラリー」を検索する

POINT 　医学的介入の有効性や安全性を検討するうえで、医学論文はとても参考となる情報源です。しかしこれまで見てきた通り、1つの研究論文のみでは評価が決まらないケースが少なくありません。どんなときでも「システマティックレビュー・メタ分析」の論文があると心強いといえます。

　1992年に英国で開始されたコクラン共同計画が、主要プロジェクトとして提供している「コクラン・レビュー」は、質の高さに定評があるシステマティックレビューです。コクラン・レビューはPubMedでも検索が可能ですが、「コクラン・ライブラリー」から直接検索することができます。身近な健康問題、医療従事者や患者さんにとって関心の高いテーマが優先的にレビューされているので、テーマによってはPubMedで論文検索を行うよりも効率よく、質の高いシステマティックレビューが入手できるでしょう。

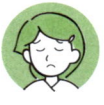
エイコ

　PubMedでの論文検索にもだいぶ慣れてきましたが、他に無料で使える医学論文の検索サイトってないんですか？
実は、風邪予防にどんな方法があるのかざっくり知りたいのですけど、PubMedで検索したら膨大な論文がヒットして疲れてしまいました。

ヨシオ先輩

　確かに「cold prevention」で検索すると1万4443の論文がヒットする。「レビュー」「全文無料閲覧可能」でフィルターをかけて絞り込んでも378件だね。この中から検索目的に一致した論文を探し当てるのは、なかなか骨が折れる作業だ。PubMed以外のデータベースとして「コクラン・ライブラリー」はお薦めだよ **図1** 。

図1　コクラン・ライブラリーのトップ画面（https://www.cochranelibrary.com/）

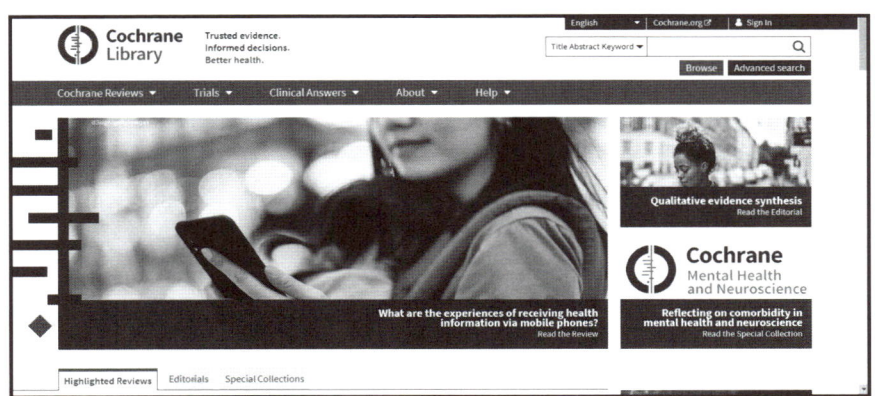

コクラン・ライブラリーって何ですか？

コクラン・ライブラリーは、英国国民保健サービス（National Health Service）の一環として1992年に発足した、国際的な医療評価プロジェクト「コクラン共同計画（Cochrane Collaboration）」が運営しているデータベースのことさ。コクラン共同計画は、身近な健康問題や関心の高い医学的介入の効果に関して、厳格な基準に基づいた質の高いシステマティックレビューを提供している。それを「コクラン・レビュー」と呼ぶんだ。

コクラン・レビューは、コクラン・ライブラリーの中核コンテンツということだね（実際にはコクラン・レビューは、コクラン・ライブラリー内の「Cochrane Database of Systematic Reviews（CDSR）」に収載されている）。試しに風邪予防についてコクラン・レビューを検索してみよう。コクラン・ライブラリーのトップ画面右上にある検索ボックスに「cold prevention」と入力すれば大丈夫 **図2** 。

上から2番目の論文、ビタミンCで風邪を本当に予防・治療できるか、についてですね。前々から興味があったんですよ。ちょと気になるので抄録を見てみます！

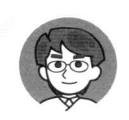

コクラン・レビューは英語以外の複数の言語でも提供され
ていているんだ。すべての論文ではないけれど、アブストラ
クト上部に「日本語」の表示があれば、Webブラウザの翻
訳機能を使わなくても日本語で読むことができるよ 図3
。平易な解説もついているので、実は医療従事者だけでな
く、広く一般の人にも活用できるデータベースなんだ。

図2 「Cold prevention」でコクラン・レビューを検索した結果

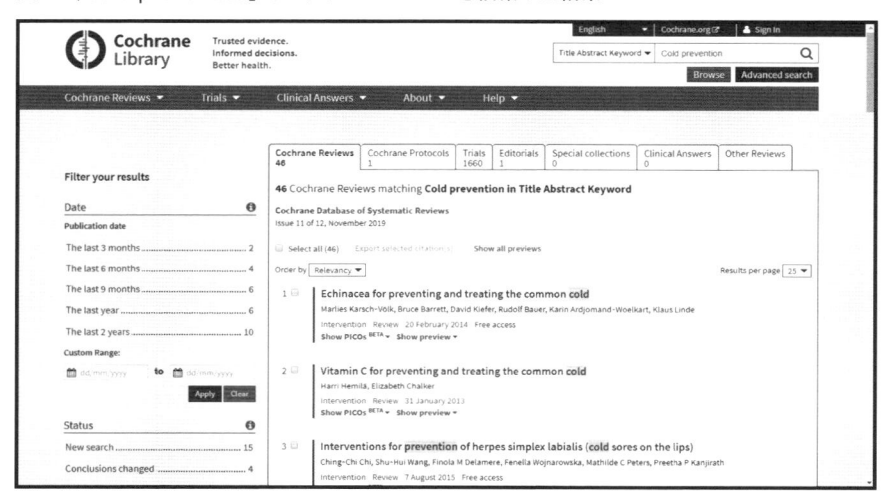

図3 コクラン・レビューの抄録の日本語表示画面

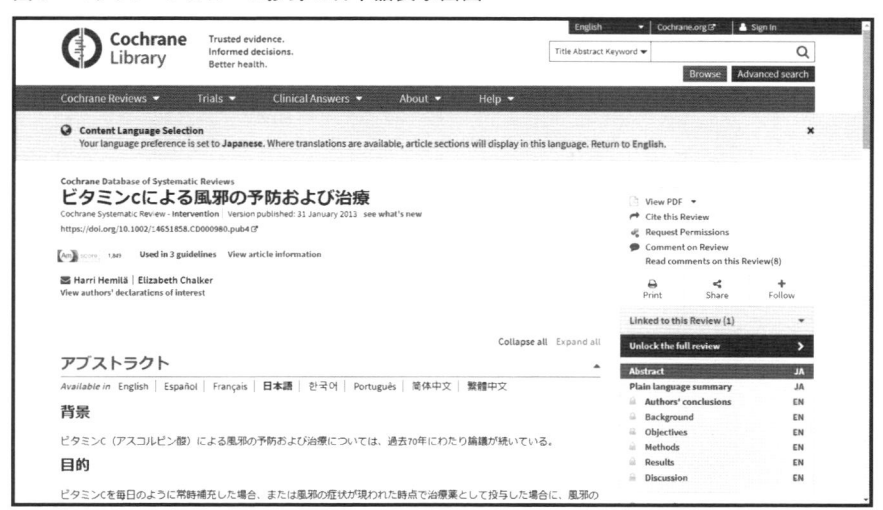

日本語で読めるのは、英語が苦手な私にとって、とてもありがたいです。

実はね、コクラン・レビューは日本語でも検索できるんだ。「風邪予防」のワードで検索してごらん 図4 。

なんと、英語で検索しなくてもよいのですね！これはとても便利です！

ただし日本語で検索した場合には、日本語のアブストラクトがあるレビューだけしかヒットしない。また、日本語検索では「日本語と英語の語意の微妙なズレ」により検索漏れが起こったり、逆に、検索ワードとはあまり関係のない論文がヒットするなどの問題もある。日本語の「風邪予防」で検索すると411件のレビューがヒットするけど、「cold prevention」で検索すると46件。つまりこの場合は、「cold prevention」とはあまり関係のないコクラン・レビューも誤って検索されてきているんだね。

図4　日本語の「風邪予防」でコクラン・レビューを検索した結果

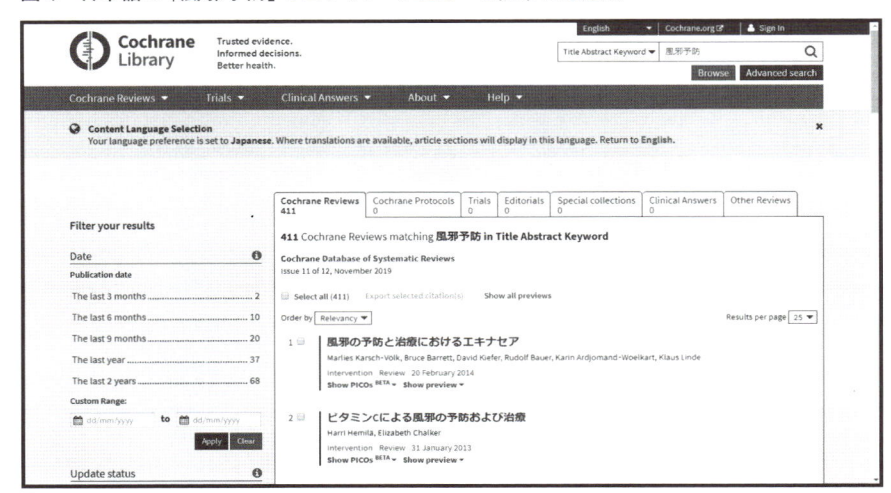

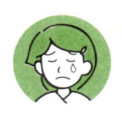

やはり日本語で検索するよりも、英語で検索する方が検索の精度は上なのですね。

今後、日本語のアブストラクトが増えてきて、日本語検索のシステムが改良されれば精度も向上していくだろう。しかし現状では英語で検索した方が無難だね。

臨床疑問の解決に当たっては、どんな場合でも、システマティックレビューが見つかると心強い味方になってくれる。身近な健康問題について調べたいときにはPubMed検索と並行してコクラン・レビューを検索してみるといい。

身近な健康問題に関する情報を効率よく検索できるコクラン・ライブラリー

「コクラン共同計画（The Cochrane Collaboration）」は1992年に、英国の国民保健サービス（National Health Service）の一環として始まりました。「ランダム化比較試験」を中心に、世界中で報告されている臨床試験のシステマティックレビューを行い、その結果を医療従事者や医療政策決定者、さらには一般の人にも届け、合理的な意思決定に役立ててもらうことを目的としています。コクラン共同計画によるシステマティックレビューは「コクラン・レビュー」と呼ばれ、その質の高さには定評があります。実際、コクランではないシステマティックレビューは、コクラン・レビューに比べて、研究の精度が低く、効果量を過大に評価する傾向にあることが報告されています[1]。

コクラン・レビューが収載されている「コクラン・ライブラリー」の中核データベース「Cochrane Database of Systematic Review」は日本語でも検索が可能です。ただし、日本語で検索ができるのは、日本語のアブストラクトもしくはサマリー（Plain language summary）があるコクラン・レビューのみです。また検索の精度は英語検索に比べて劣ります。検索漏れが起こったり、検索テーマとは関係のないレビューがヒットすることも多く、現状ではやはり、英語での検索が推奨されます。

医学的介入の有効性や安全性の評価に当たっては、どんなときでも、個々の研究結果を参照するだけでなく、システマティックレビュー・メタ分析の論文も参照すると考察の幅が広がります。PubMed検索と併せて、コクラン・ライブラリーも検索してみると良いでしょう。

日本語論文なら「J-STAGE」、全文が無料で読める「PLOS」

コクラン・ライブラリー以外の無料で利用できる論文データベースとしては、日本語論文が検索できる「J-STAGE」があります 図5 。J-STAGEは文部科学省所管の国立研究開発法人科学技術振興機

図5　J-STAGEトップ画面（https://www.jstage.jst.go.jp/browse/-char/ja）

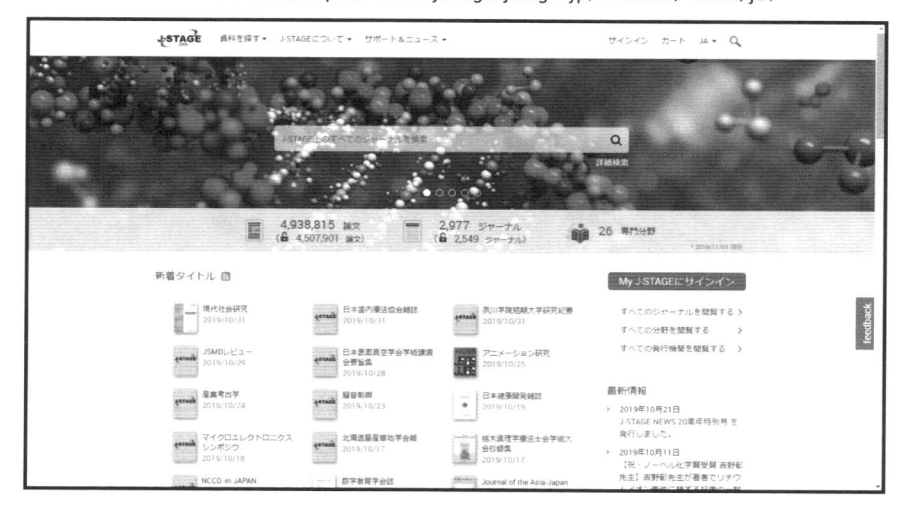

図6　PLOSトップ画面（https://www.plos.org/）

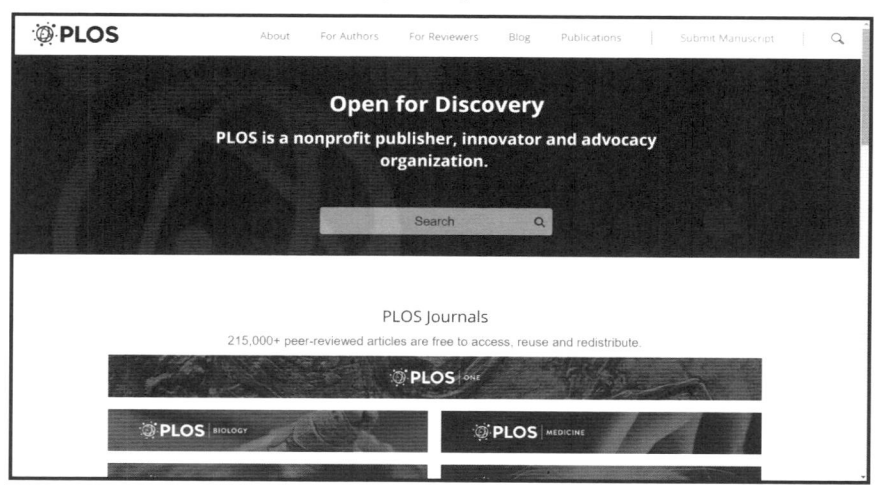

　構が運営する電子ジャーナルの無料公開システムです。日本特有の
医療制度に関わる論文などを収集する際には重宝することでしょう。
　オープンアクセスの学術雑誌や科学論文を発行している出版社
「PLOS（Public Library of Science 公共科学図書館）」が提供する
文献検索ツールもお薦めです 図6 。PLOSの発刊している査読付き
学術雑誌に掲載された科学系および医学系の論文を、このウェブサ
イトから検索することができます。
　臨床医学領域とは異なる分野の論文も検索されるため、検索効率

図7 「proton pump inhibitor」でPLOSを検索し、Webブラウザの翻訳機能で日本語表示した画面

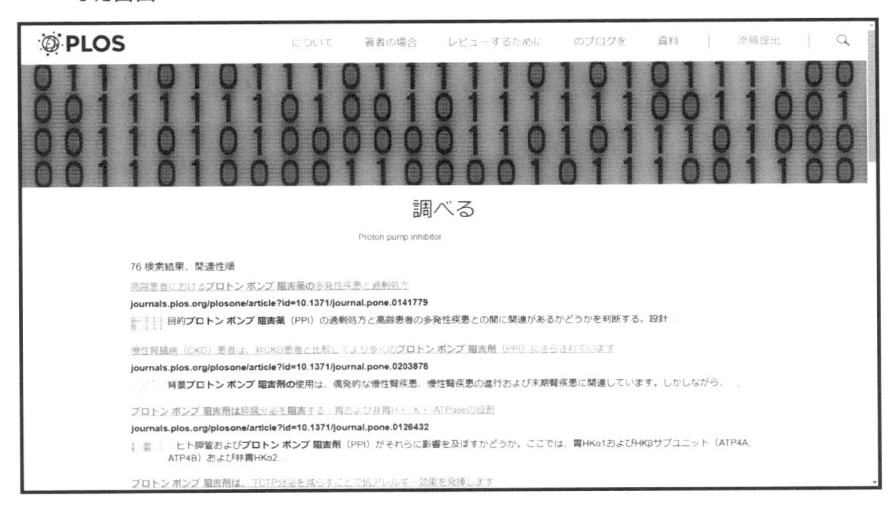

はあまり良くないかもしれませんが、PLOSジャーナルは全文無料で閲覧できるので、自己学習など、時間が取れるときに活用してみると良いでしょう。　　　　　　　　　　　　　　　　　　　　　　　（青島周一）

参考文献

1) Useem J, et al : Systematic Differences between Cochrane and Non-Cochrane Meta-Analyses on the Same Topic: A Matched Pair Analysis. PLoS One. 2015 Dec 15;10(12):e0144980. PMID: 26671213

Index 索引

●著者

青島 周一
（あおしま・しゅういち　薬剤師）

2004年城西大学薬学部卒。保険薬局勤務を経て、12年9月より医療法人社団 徳仁会 中野病院（栃木県栃木市）に勤務。NPO法人アヘッドマップ（AHEADMAP）共同代表。薬剤師によるEBMの実践とその普及に取り組んでいる。主な著書は「ポリファーマシー解決！虎の巻：日経BP.2016」、「薬剤師のための医学論文の読み方・使い方（共著）：南江堂.2017」。

児島 悠史
（こじま・ゆうし　薬剤師）

2011年京都薬科大学大学院修了。「誤解や偏見から生まれる悲劇を、正しい情報提供と教育によって防ぎたい」を活動理念に、薬局業務のほかメディアの監修や寄稿、講演、Webを使った情報発信・共有に取り組む。2019年11月から株式会社sing取締役。近著は「薬の比較と使い分け100：羊土社.2017」「OTC医薬品の比較と使い分け：羊土社.2019」。

薬剤師のための
医療情報
検索
テクニック

2019年12月23日　第1版第1刷発行
2024年 4月 8日　第1版第3刷発行

著　者　青島周一、児島悠史
発行者　原田衛
発　行　日経メディカル開発
発　売　日経BPマーケティング
　　　　〒105-8308　東京都港区虎ノ門4-3-12

装丁・制作　LaNTA
イラスト　　近藤久博（近藤企画）
印刷・製本　株式会社加藤文明社印刷所

ISBN　978-4-931400-97-9
©Shuichi Aoshima, Yushi Kojima　2019
Printed in Japan

本書籍に関するお問い合わせ、ご連絡は下記にて承ります。
https://nkbp.jp/booksQA